POWER FOR YOU

AUSDAUER, KRAFT UND BEWEGLICHKEIT

PILATES!

INHALT

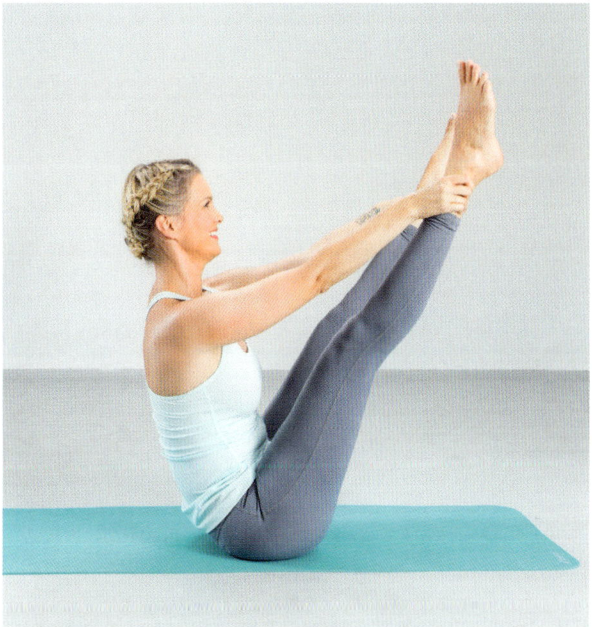

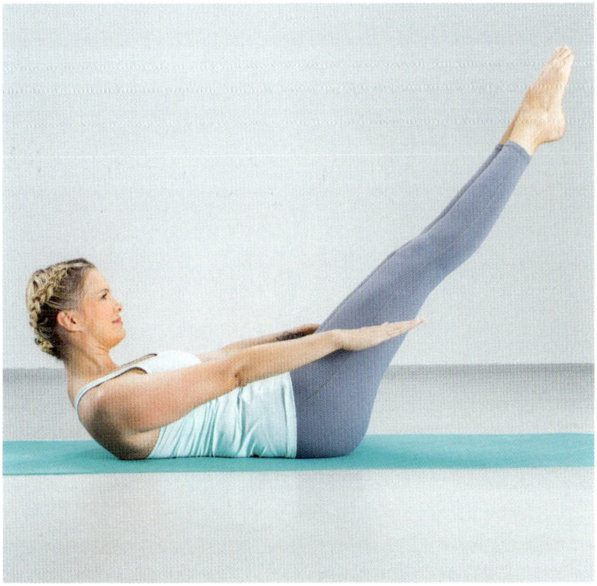

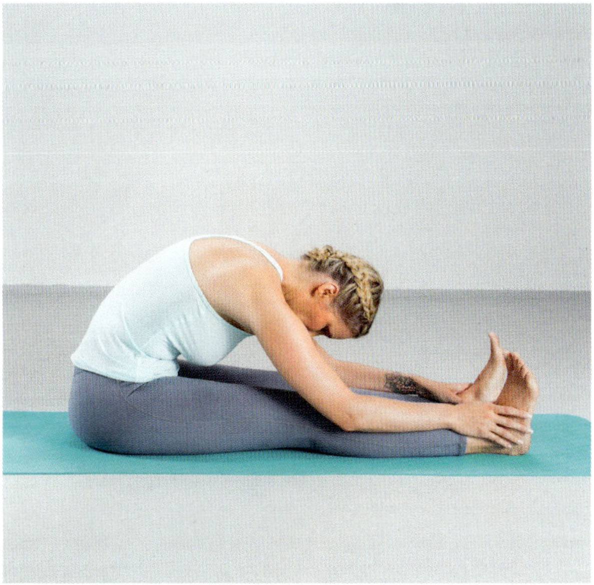

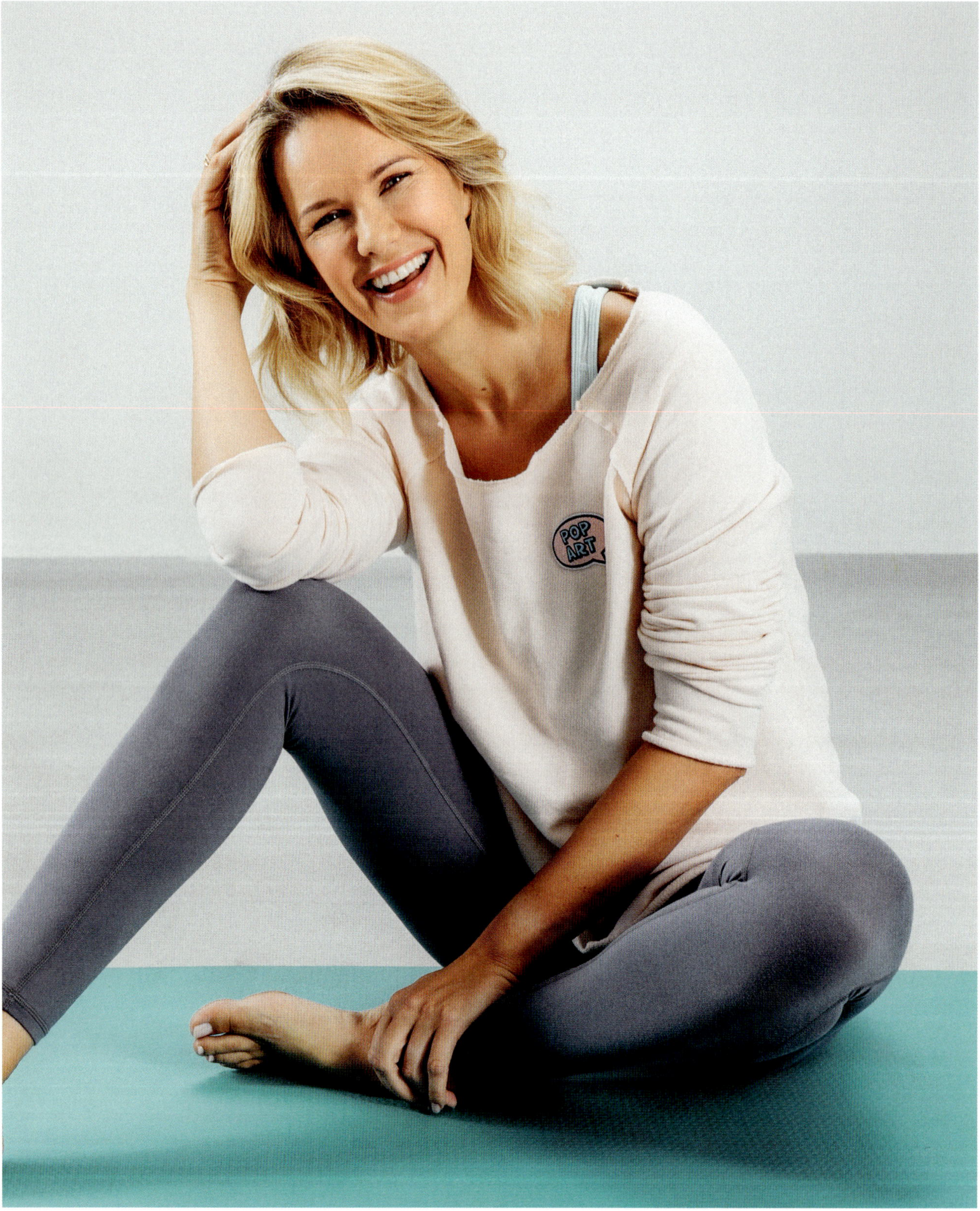
POP ART

IHR LIEBEN,

schön, dass ihr euch für mein Buch entschieden habt! Ich hoffe, dass ich damit meine Begeisterung für Pilates an euch weitergeben kann. Ich finde, es gibt kein besseres Workout, das man zu Hause mit seinem eigenen Körpergewicht machen kann und das so gut für den Rücken, aber auch den Bauch und den ganzen Körper ist. Pilates ist eine Reise für Körper und Geist – wenn man Pilates mal verstanden hat, ist es einfach das beste Trainingsprogramm, das ich kenne.

Man muss nicht schuften und schwere Gewichte stemmen, um einen tollen Körper zu bekommen. Mit kleinen Dingen und kleinsten Bewegungen kann man Großes erreichen. Das Training ist nicht nur für den Körper toll, sondern durch die (Atem-)Muster auch super für den Kopf. Es ist perfekt, um nach einem stressigen Tag abzuschalten. Ich spreche da als Mama von zwei Kids. Meine 10 bis 15 Minuten Pilates am Tag, die ich mache, sind mir heilig!

Nehmt euch mal bewusst für euch selbst Zeit, vergesst alles außenrum, genießt dieses Buch. Und startet klein. Nicht das ganze Buch auf einmal „durcharbeiten". Sucht euch eine Übung aus und macht diese ganz bewusst. Am nächsten Tag nehmt ihr eine zweite Übung dazu und beschäftigt euch intensiv und Schritt für Schritt mit den Übungen. Wenn man eine Weile an einer Übung arbeitet, merkt man schnell, was sich verbessert.

Das Buch soll zum einen ein Einstieg ins Pilates sein und Verständnis für das Pilates-Training aufbauen. Zum anderen ein Begleiter auf eurem Pilates-Weg. Parallel zu einem Kurs, Workshop oder Personal Training (bei mir? ;-) könnt ihr das Buch wieder zur Hand nehmen und sehen, ob ihr euch an eine schwierigere Übung oder das herausfordernde Ganzkörper-Workout rantraut. Oder ihr lest es noch mal und plötzlich geht euch ein Licht auf und ihr versteht, warum eine Übung oder ein Atemmuster so ist, wie es ist. Das ist ein längerer Prozess, und ich hoffe, dass das Buch dabei helfen kann.

Und nun wünsche ich euch ganz viel Freude beim Blättern, Lesen und Üben – genießt das Training und vor allem die Zeit, die ihr euch für euch selber nehmt!

Auf die Matten, fertig, los,

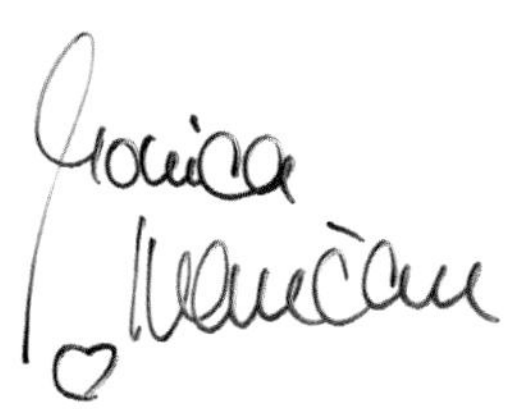

WIE PILATES UND ICH UNS GEFUNDEN HABEN

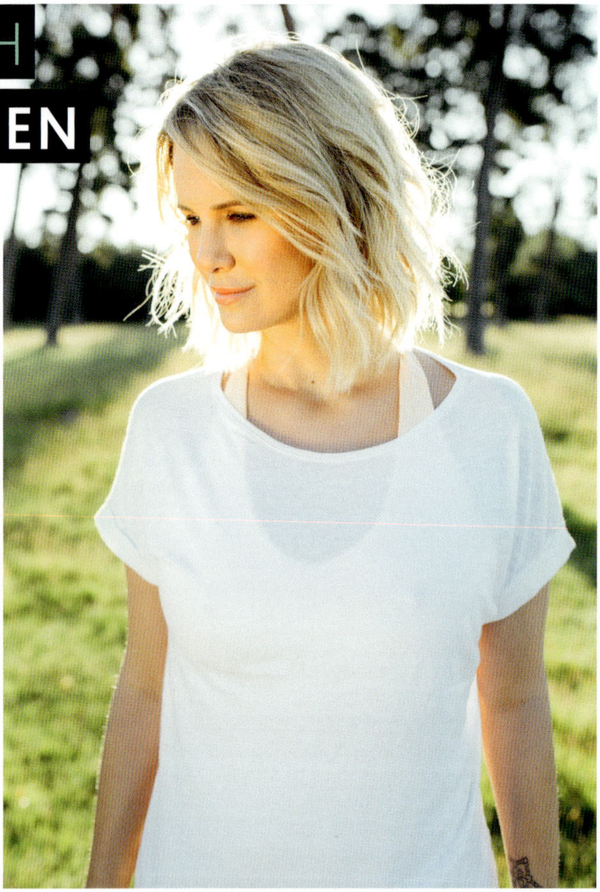

Auch wenn ich jetzt ein Riesen-Pilates-Fan bin und das Training keine Sekunde missen möchte, war es doch nicht gleich „Liebe auf den ersten Blick". Unser gemeinsamer Start war etwas holprig.

Zuerst habe ich mit Pilates an der Maschine begonnen, weil ich dachte, Pilates auf der Matte sei für Weicheier. Nach dem Motto: „Ich bin die Harte, ich mach's gleich am Reformer." Aber das ist falsch, ich habe die Grundlagen gar nicht verstanden. Ohne Know-how schadet man sich eher, wenn man gleich auf der Maschine trainiert. Erst wenn man die Übungen auf der Matte gut und präzise drauf hat, sollte man einen Ball oder den Reformer dazunehmen. Und Matten-Pilates ist keineswegs was für Anfänger oder „mal zur Entspannung": Das Tolle am Pilates ist, dass man sehr schnell kleine Erfolge spürt! Ich habe zum Beispiel inzwischen durch Matten-Pilates einen festeren Bauch als vor meinen beiden Schwangerschaften und fühle mich stabiler in meiner Mitte.

Das erste Mal mit Pilates in Berührung gekommen bin ich auf einem Modeljob in den USA. Neben meinem Hotel war ein Pilates-Studio, das ich ausprobieren wollte.

Ich bin reingekommen und dachte zuerst, ich hätte mich in der Tür geirrt. Es sah aus, als würden sie Pilates an „Foltergeräten" machen. Um ehrlich zu sein, war ich da auch echt überfordert. Ich habe gar nicht verstanden, was die meinten, wenn sie zum Beispiel gesagt haben „suck your stomach in" oder was von „Tailllentunnel" geredet haben. Spaß hat das jedenfalls nicht gemacht.

Aber ich habe mich nicht abschrecken lassen, weil mir eine Freundin gesagt hat, dass ich im falschen Kurs und Studio war. Sie meinte, ich solle Pilates auf der Matte machen. Also habe ich dem Ganzen eine zweite Chance gegeben. In einem Club im Urlaub habe ich mir dann einen Pilateskurs ausgesucht. Dort sollte man aber immer nur seinen Beckenboden hin- und herbewegen. Das war mir zu einfach und zu langweilig. Aber ich wäre nicht ich, wenn ich nicht weiter probieren und suchen würde.

Kurz darauf kam die „Erleuchtung": Ich habe in München eine Trainerin kennengelernt und bei ihr ein Personal Training gemacht. Im Laufe dieses Trainings habe ich zum ersten Mal gemerkt, dass ich verstehe, was hinter den Übungen und dem Trainingskonzept steckt. Auf einmal habe ich gemerkt, wie gut das Training meinem Körper tut. Nach der ersten Schwangerschaft hat das vor allem bei meinen schlimmen Rückenschmerzen geholfen und die Taille gestärkt. Die Schmerzen waren zeitweise so schlimm, dass ich dachte, ich hätte vielleicht einen Bandscheibenvorfall – und all das habe ich durch Pilates in den Griff bekommen.

Durch die zweite Schwangerschaft ist mein Training wieder ein bisschen in Vergessenheit geraten. Aber bei der zweiten Geburt hat sich in der Hüfte alles verschoben. Die Übungen, die meine Hebamme mir zur Linderung gezeigt hat, waren aus dem Pilates. Also habe ich gedacht, „So, Moni, jetzt! Das tut dir gut, jetzt bleibst du dran." Ich habe viel gelesen und ausprobiert – und dann habe ich entdeckt, dass es in München eine Pilates-Ausbildung gibt. Das war wie eine Fügung, und ich habe beschlossen, dass ich genau diese Ausbildung machen will.

Ich hatte ja schon eine Fitnesstrainer-Lizenz, aber das war nie etwas, was ich „ausleben wollte". In der Pilates-Ausbildung habe ich allerdings schnell gemerkt, dass das der richtige Weg ist. Ich musste als Teil der Ausbildung auch schon unterrichten und habe entdeckt, dass mir das richtig Spaß macht. Ich gebe Dinge, die ich gut finde, unglaublich gerne an andere weiter. Ob das nun ein Tipp für eine gute Massage oder einen tollen Friseur oder eben mein Wissen über Pilates ist.

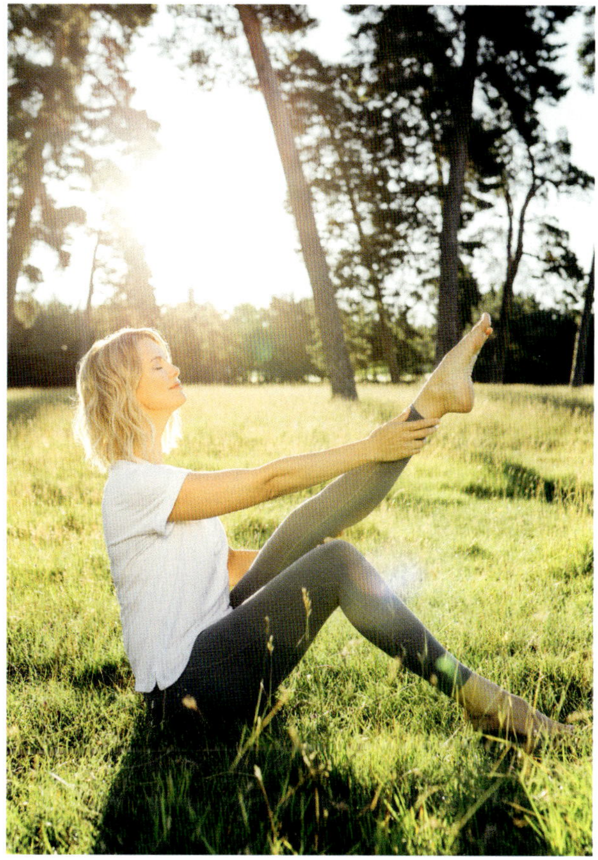

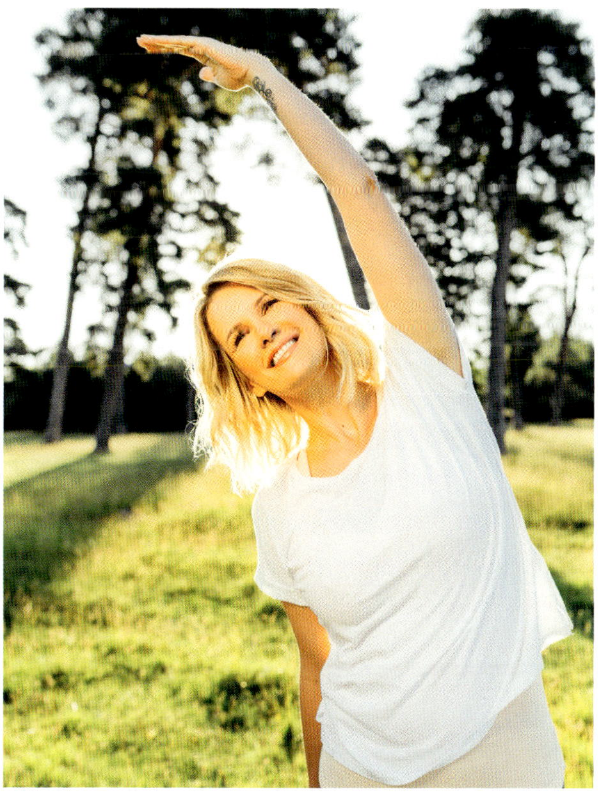

Es hat mich zufrieden und glücklich gemacht, wenn mir meine Schüler am Ende der Stunde positives Feedback gegeben haben. Ich habe gemerkt, das ist genau meins: mit Menschen zusammenarbeiten und ihnen etwas Gutes tun beziehungsweise mitgeben.

Ich finde einfach, dass Pilates, wie ich es in meiner Ausbildung gelernt habe und praktiziere (auf der Matte), „world's best" ist. Und das möchte ich gerne an alle meine SchülerInnen und LeserInnen weitergeben.

Deswegen habe ich mir das Buch so gedacht: Zum einen für zu Hause, zum anderen aber auch als fortwährender Begleiter, als Basiswissen und zum Nachschlagen. Ich hoffe sehr, dass es helfen kann, ein Verständnis für die Übungen und die Grundsätze des Pilates zu entwickeln. Und dann wird euch dieses ganzheitliche Training hoffentlich genauso in seinen Bann ziehen wie mich!

GANZHEITLICHKEIT – IM PILATES UND IM LEBEN

Das Besondere am Pilates ist für mich die Ganzheitlichkeit. Es ist nicht nur ein Sport, ein Trainingsprogramm, sondern hat auch positive Effekte auf den Geist und das psychische Wohlbefinden. Diese Balance zeigt sich in vielen Aspekten und überträgt sich für mich auch in mein „alltägliches" Leben außerhalb des Sports.

Das bewusste Leben der Übung und das Spüren, was mit Körper und Geist passiert, das ist es, was für mich Pilates ausmacht. Ich habe am Anfang viele Übungen schnell gemacht und gedacht, „easy, kann ich". Aber wenn ihr die Übungen mit Ruhe, Präzision, Kontrolle und Konzentration macht, merkt ihr, welche positive Wirkung sie haben, wie sie fordern. Step by step erzielt ihr so immer mehr Verbesserungen und bemerkt kleine Erfolge. Das Besondere ist, dass man sich immer weiter verbessern kann: Auch ich kann mich heute immer noch verbessern, etwas korrigieren. Ihr habt also schnell kleine Erfolge, die motivieren, aber jeder kann immer weiter an sich arbeiten.

Eine erste Kräftigung von Bauch, Po, Beinen und Schultern merkt man sehr schnell. Meine Schwachstelle waren früher die Arme und die Schultern – ich habe zu Winkearmen geneigt, jetzt kann ich wieder Tops tragen, und es sieht toll aus. Genauso ist es mit meiner Haltung. Dadurch, dass ich recht groß bin, neigte ich immer eher zu einem krummen Rücken. Durch das Pilates merke ich eine deutliche Verbesserung. Auch im Alter kann man dem „körperlichen Verfall" noch gut entgegenwirken. Das sieht man auch bei Joseph Pilates selber, der ja unter vielen Krankheiten litt, trotzdem hatte er auch in hohem Alter noch einen athletischen Körper.

Eine Besonderheit des Pilates ist auch, dass sich die Übungen gut variieren und abwechslungsreich aufbauen lassen. Dadurch ist immer für jeden etwas dabei. Auch wenn ich einen Pilateskurs mit älteren Menschen, die nicht mehr so beweglich sind, und mit einer Top-Sportlerin unterrichte, kann ich die Übungen durch kleine Variationen so vorgeben, dass jeder sie mitmachen kann. Es ist nie zu spät, auch mit 50 oder 60 kann man noch anfangen, Pilates zu machen und was Gutes für Körper und Geist tun. Man kann die Haltung noch mal komplett verbessern oder Fehlstellungen ausgleichen. Auch wer steif ist oder nicht mehr rollen kann, kann diese Fähigkeiten wieder zurückerlangen (außer man hatte zum Beispiel eine Operation …). Das sind kleine Erfolgsmomente, die glücklich machen.

Und auch der Geist profitiert vom Pilates, das aus vielen kleinen Übungen besteht, die kombiniert mit der Atemtechnik unglaublich effektiv sind. Es gibt zu jeder Übung ein genaues Atemmuster, das die Konzentration schärft. Da die Atemmuster vor allem am Anfang etwas verwirrend sind, erfordern sie viel Achtsamkeit, um während der Übungen richtig zu atmen. Doch ihr werdet merken, wenn ihr sie einmal drauf habt, helfen sie dabei, die Übungen richtig und effektiv auszuführen. Seit ich bewusst Pilates mache und das mit dem Atemmuster gut hinkriege, vergesse ich auch viel weniger Dinge.

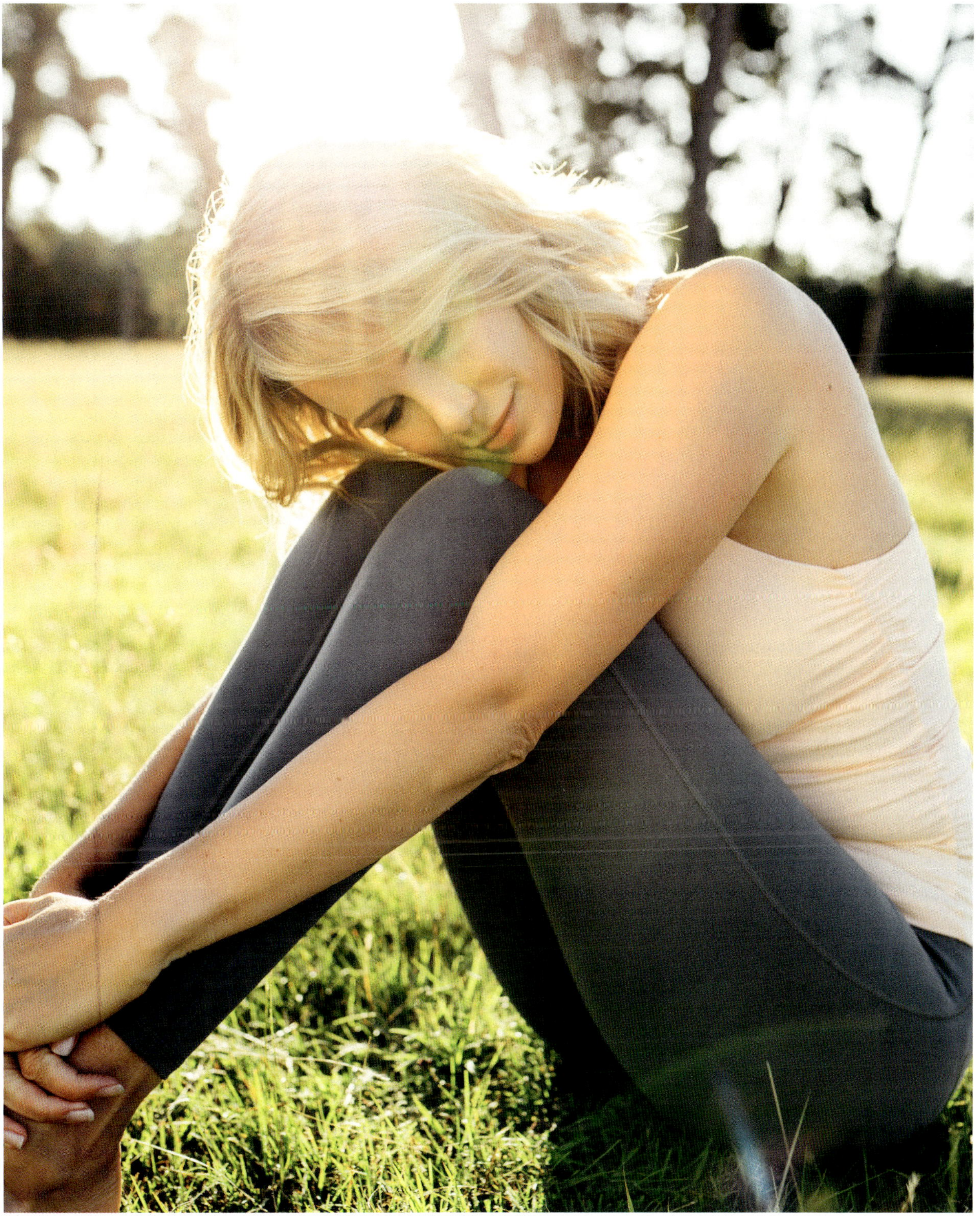

GANZHEITLICHKEIT
IM LEBEN

Die Ganzheitlichkeit aus dem Pilates lässt sich auch auf das ganze Lebens übertragen. Denn es geht immer darum, dass Körper und Geist sich wohlfühlen. Die Bausteine dazu sind:

- **GUTER SCHLAF,**
- **BEWEGUNG,**
- **GUTE ERNÄHRUNG.**

BEWEGUNG

Zur Bewegung gehört die Kräftigung der Muskeln, das Dehnen und das Bewegen der Wirbelsäule – das alles beinhaltet ein gutes Pilates-Training schon. Dazu empfehle ich immer noch ein Herz-Kreislauf-Training, wie z. B. walken. Bei Fortgeschrittenen kann auch Pilates zum Herz-Kreislauf-Training werden. Wer die Übungen gut beherrscht, kann die Flows schnell und fließend durchführen. Dazu eignen sich auch die Trainingsreihen in meinem Buch. Wer die Flows schon oft geübt hat, merkt, dass er die Übungen schneller machen kann, und will sie nun natürlich noch effektiver gestalten. D. h. ihr macht das gleiche Training in kürzerer Zeit oder traut euch nach und nach an schwierigere Varianten der Übungen. Einige Beispiele zeige ich euch gleich auf den jeweiligen Übungsseiten. Pilates ist super aufbaubar und lässt sich ganz einfach nach und nach steigern. Dadurch wird es nicht langweilig. Wer sich noch mehr fordern möchte, kann einen Ball oder einen Pilatesring dazunehmen oder auf einer wackeligen Unterlage üben. Bei all dem Ehrgeiz aber die korrekte Ausführung nicht vergessen!

Doch körperliche Bewegung ist nicht nur für die Optik gut. Muskeln aufzubauen und den Körper beweglich zu halten, ist auch für die körperliche und geistige Gesundheit, das gesamte Wohlbefinden wichtig. Wer sich in seiner Haut wohl fühlt, hat ein viel besseres, selbstbewussteres Auftreten.

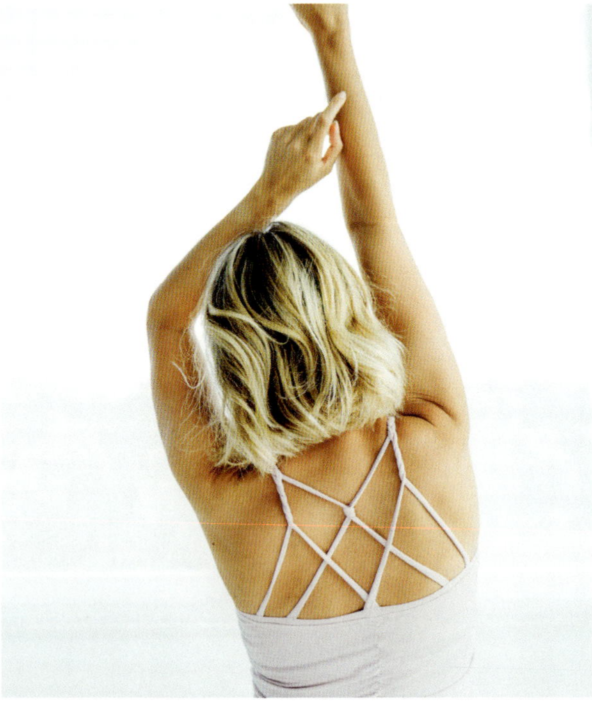

GUTER SCHLAF

Was ist eigentlich guter Schlaf? Ich dachte früher, ich brauche 10 Stunden Schlaf – aber das ist gar nicht so. Sieben Stunden sind optimal für mich. Am besten schlafe ich von halb zwölf bis halb sieben, sieben. Am besten ist es, ein paar Wochen Tagebuch zu führen und rauszufinden, welche Zeiten für euch selber am besten sind. Zu viel Schlaf macht auch nur matschig. Wichtig ist es auch zu merken, wann ihr Ruhephasen braucht. Auch wenn es nur ein paar Minuten sind. Sich einfach mal fünf Minuten auf den Balkon zu stellen und tief durchzuamten, hilft schon viel. Ich empfehle, auf 1, 2, 3, 4 einzuatmen und auf 1, 2, 3, 4, 5, 6, 7, 8 auszuatmen. Das lange Ausatmen entspannt. Das lässt sich auch bei der Endentspannung im Pilates gut einbauen.

GESUNDE ERNÄHRUNG

Wichtig ist eine gesunde, ausgewogene und abwechslungsreiche Ernährung, und zur richtigen Zeit das Richtige zu essen. Vor dem Sport braucht der Körper andere Nährstoffe als nach dem Sport oder vor dem Schlafengehen.

PILATES IM ALLTAG

Gerade, wenn man mit einer Sportart neu anfängt, ist es wichtig, einen guten Start zu haben, damit man die Motivation und die Freude nicht gleich wieder verliert. Genauso wichtig ist es natürlich, langfristig die Motivation hochzuhalten und sich selber Möglichkeiten zu schaffen, auch im stressigen Alltag – sei es beruflich oder privat – Zeit zu finden, regelmäßig zu trainieren. Ich habe euch hier meine besten Tipps und Anregungen dafür zusammengestellt.

Nehmt euch nicht zu viel vor. Ihr werdet nicht von heute auf morgen Pilates-Superstars werden. Fangt mit 10 Minuten jeden Tag klein an. Das ist wie mit der Ernährung, die kann man auch nicht von heute auf morgen umstellen (oder man fällt schnell wieder in alte Verhaltens- und Ernährungsmuster zurück). Aber die 10 Minuten pro Tag kann sich jeder nehmen, und so wird das Training ganz schnell ein fester Bestandteil des Alltags, auf den man nicht mehr verzichten möchte.

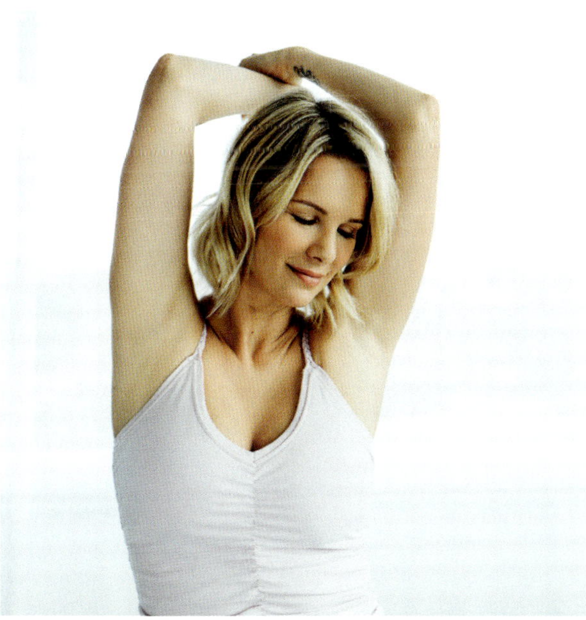

Ich bin ohnehin der Meinung, dass wir ein kleines, kurzes Sportprogramm in unseren Alltag einbauen sollten – so wie das Zähneputzen, für das wir uns auch immer Zeit nehmen. Einfach morgens schon mal die Wirbelsäule in alle Richtungen bewegen: Rücken rund machen, Wirbelsäule gerade ziehen, nach links und recht drehen und dann eine Pilates-Übung (eine Grundübung) vornehmen und sich so lange mit dieser beschäftigen, bis man das Gefühl hat, man hat sie verstanden. Dann nimmt man erst die nächste Übung dazu.

Neben dem möglichst täglichen Pilates-Programm könnt ihr außerdem überall Pilates machen und es jederzeit in den Alltag einbauen. Hier sind ein paar Beispiele, wie ich das mache:

Wenn ich abends die Kleinen ins Bett bringe, will eines meiner Kinder immer, dass ich neben dem Bett sitze. In dieser Zeit mache ich gerne den (Half) Roll-down. So tue ich was für meine Wirbelsäule, statt „sinnlos" neben dem Bett zu sitzen und mich zu ärgern. Das entspannt mich und letztendlich auch mein Kind.

Auch an der Supermarkt-Kasse versuche ich an meine Haltung zu denken: Ich ziehe die Schultern in die hinteren Hosentaschen (siehe S. 25), ziehe den Bauchnabel zur Wirbelsäule, spanne den Kraftgürtel an und kontrolliere, wie die Füße und Knie stehen. Und – schwuppsdiwupps – nimmt man im Alltag eine bessere Haltung ein.

Pilates ist für mich nicht nur mein Sporttraining, sondern es sind Übungen, die mich den ganzen Tag begleiten. Im Auto denke ich daran, gerade zu sitzen, und mache an der Ampel eine C-Form mit dem Rücken. Wo immer ich hingehe, Pilates ist dabei! Dadurch festigen sich die Übungen sowie Haltungen, und auch das Training wird ein ganz selbstverständlicher Teil des Lebens, auf den man nicht mehr verzichten möchte.

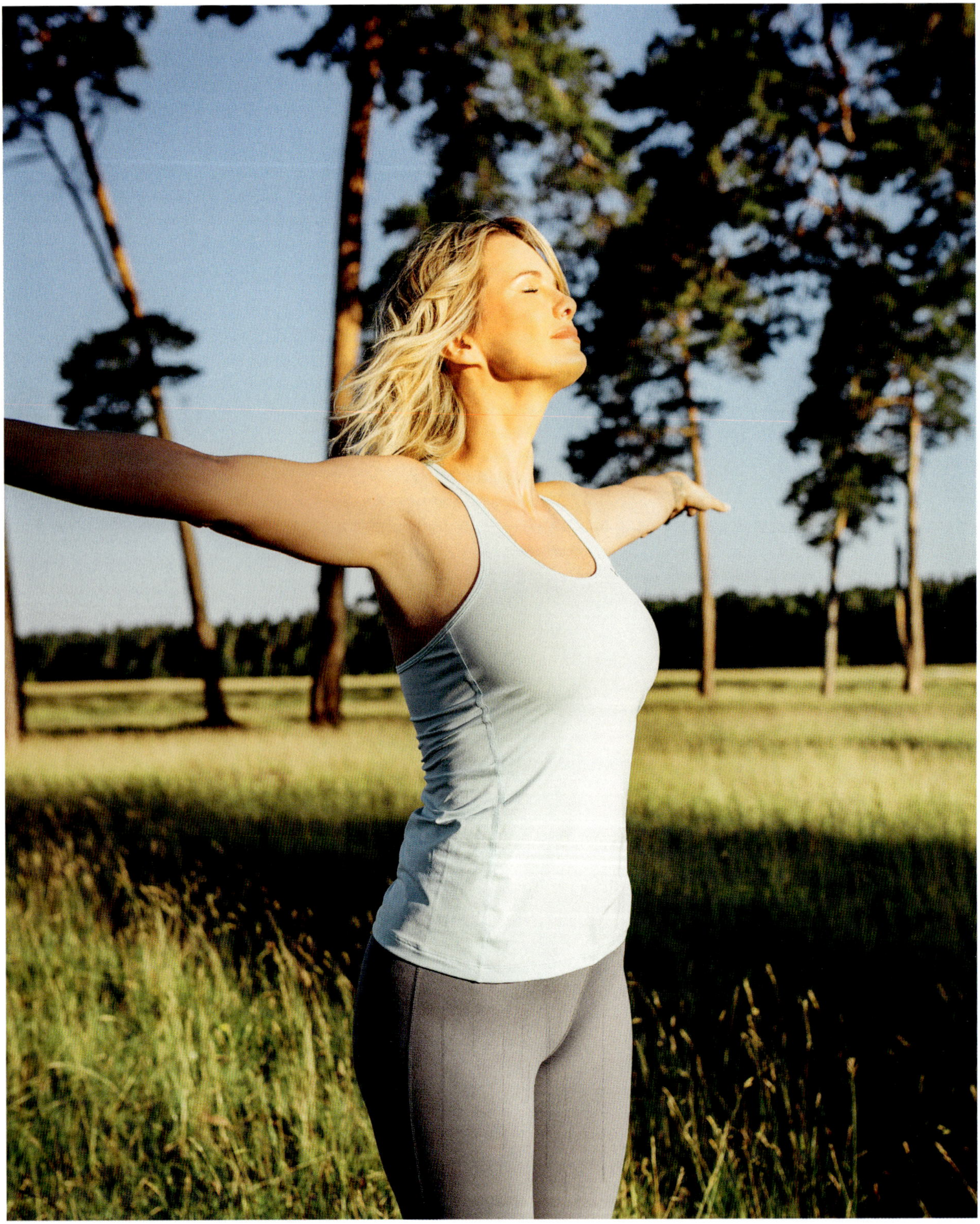

MOTIVIERT BLEIBEN

Trotzdem kann es natürlich passieren, dass ihr mal ein Tief habt, die Lust auf Sport abhanden kommt oder ihr euch nach einer Krankheit oder einem langen Urlaub erst mal nicht wieder aufraffen könnt. Aber auch hier habe ich ein paar Ideen oder Tipps, wie ihr den inneren Schweinehund überwinden könnt.

Ganz besonders motiviert natürlich der Trainingseffekt: Wenn ihr erste Erfolge seht, wollt ihr sicher immer mehr. Wenn wir insgesamt im Wohlbefinden eine Verbesserung spüren, motiviert uns das weiter und mehr zu machen. Das gute Gefühl nach dem Training ist ein großer Anreiz für das nächste Mal. Das Training tut gut und macht Spaß. Wir tun Körper und Geist etwas Gutes – bitte mehr davon!

Außerdem hilft es, sich mit einer Freundin oder einer guten Arbeitskollegin zum Sport zu verabreden. Im Sommer bietet es sich natürlich an, draußen zu trainieren. Ob das im Park ist, im eigenen Garten oder auf dem Stand-up-Paddle-Board ist. Zusammen mit anderen macht das noch viel mehr Spaß. Verabredet euch doch mal mit Freunden abends zum Pilates und einem anschließenden, gemütlichen Abendsausklang im Park! Auch an Sportevents oder -reisen teilzunehmen, motiviert und macht Spaß.

Wenn ich mal überhaupt keine Lust auf Sport habe, schaue ich mir gerne Bikini-Bilder oder Sport-Videos an, die mich dann oft motivieren, doch noch mal die Matte rauszuholen oder die Turnschuhe anzuziehen! Genauso möchte ich mit meinen Fotos oder Videos (zum Beispiel auf Instragram) auch andere motivieren.

Zudem motivieren kleine Ziele: Sei es die Hochzeit der besten Freundin, das Sommerfest im Kindergarten oder das Ehemaligen-Treffen an der Schule. Das schöne Sommerkleid soll perfekt passen und man will sich einfach in seiner eigenen Haut wohlfühlen.

Wichtig ist auch die Sporttasche immer gepackt bereitliegen zu haben, ob im Auto oder neben der Haustür. Auch coole Sportklamotten zu kaufen oder zum Geburtstag schenken zu lassen, hilft – so fühlt ihr euch schon vor dem Training sportlich und wohl. Zusätzlich könnt ihr das Training als Termin oder Verabredung mit euch selbst in den Kalender eintragen.

Und was auch immer eine gute Motivation ist, ist das eigene Wohlbefinden oder die Schmerzfreiheit. Wenn man nichts tut, kommen die Schmerzen zurück. Sanfte und kontinuierliche Bewegungen helfen eigentlich meistens – vor allem gegen Rückenschmerzen. Und bevor die Schmerzen wiederkommen, gehe ich doch lieber auf die Matte. Schweinehund ade!

MONIS **TIPP**

Im Zweifel: Nicht denken, machen! Tasche über die Schulter und ab zum Training. So schnell kann der innere Schweinehund gar nicht schauen.

GRUNDLAGEN DES PILATES

You can do more than you think!

Die Beherrschung der Atmung und der Grundbegriffe macht den großen Unterscheid im Pilates aus. Ich sage immer, man kann eine Straße entlanglaufen und nichts sehen, oder man nimmt sie bewusst wahr. Die Bäume, die Häuser, die Fensterläden ... Versucht einmal, eine Übung einfach schnell und lapidar zu machen, und dann die gleiche Übung einmal ganz bewusst mit Atmung, konzentrierten Bewegungen etc. Den Unterschied werdet ihr spüren! Versucht euch das so oft wie möglich vor Augen zu halten.

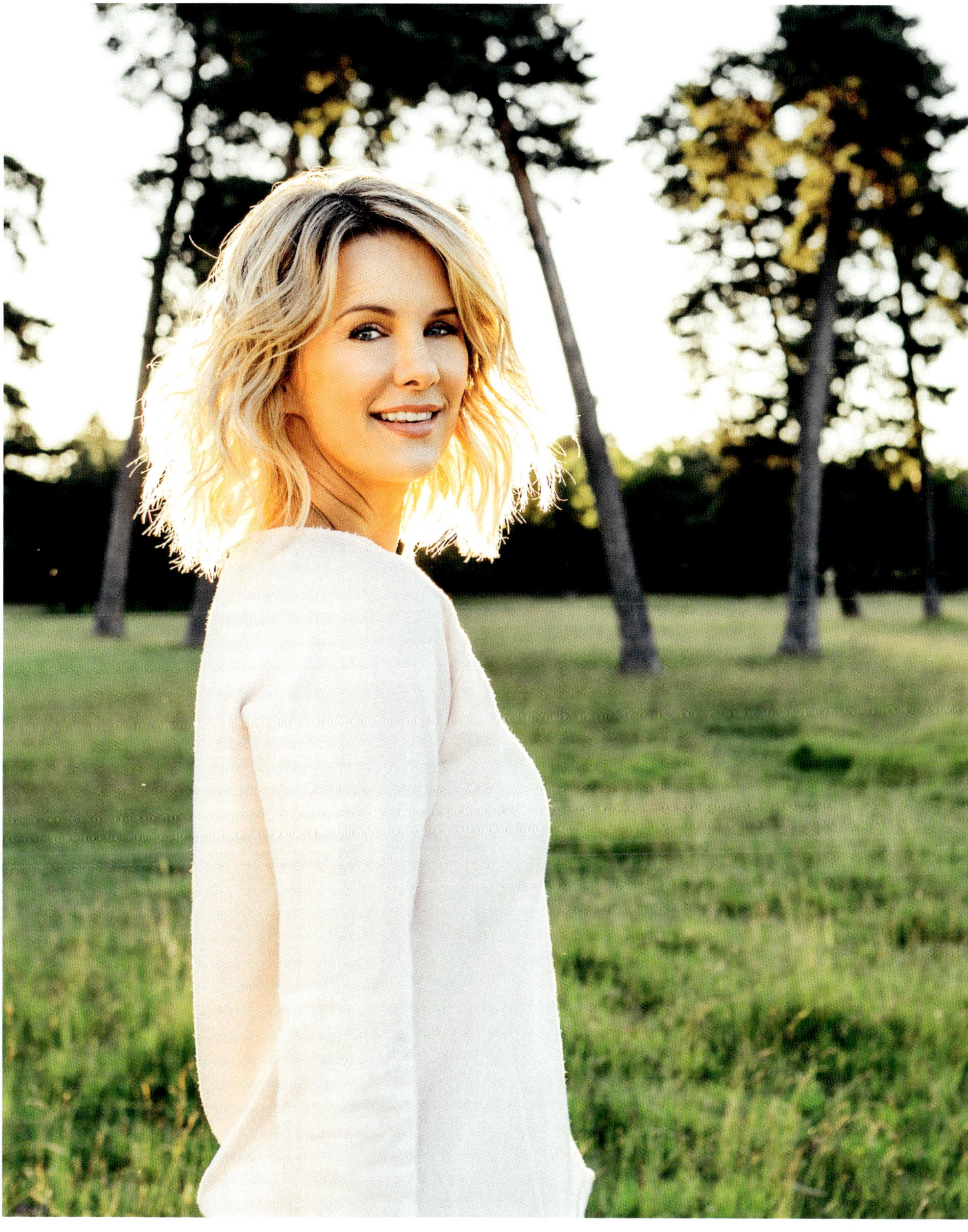

Pilates, oder auch die Pilates-Methode, wie es manchmal genannt wird, wurde von Joseph Hubert Pilates entwickelt, der damit ein effektives Ganzkörpertraining „erfunden" hat, das vor allem Beckenboden, Bauch- und Rückenmuskulatur stärkt. Neben den konkreten Übungen, die häufig auf der Matte durchgeführt werden, hat er einige Prinzipien entwickelt, welche die Ausführung der Übungen unterstützen und die Wirkung effektiv verbessern. Dadurch hat das Training nicht nur körperliche, sondern auch geistige und seelische Auswirkungen (siehe S. 8). Zu diesen Grundsätzen gehören zum einen die Atmung (siehe S. 19 und S. 28), zum anderen aber auch die korrekte Ausrichtung des Körpers und die kontrollierte Ausführung der Übungen.

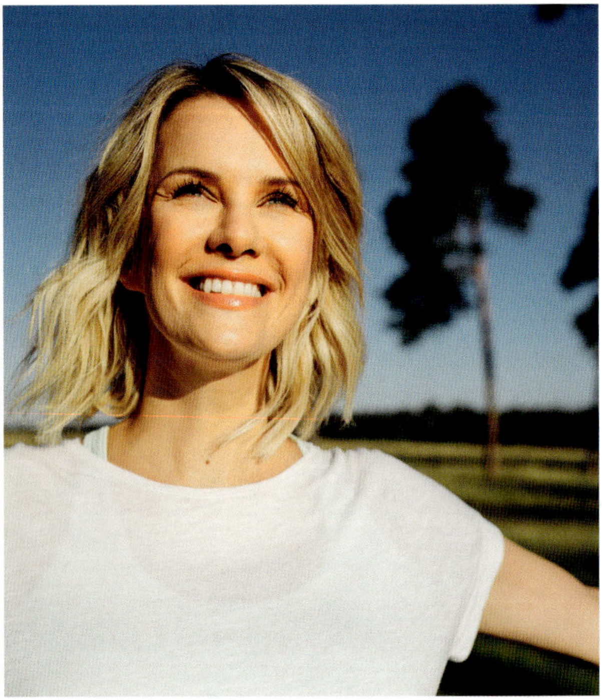

DIE 6 PFEILER DES PILATES

Folgende sechs Prinzipien hat Joseph Pilates für die Übungspraxis definiert, denn es geht beim Pilates nicht nur darum, die Übungen „mal eben schnell" zu machen, sondern es geht um das WIE! Ich bin eher der Typ, bei dem immer alles schnell gehen muss – also habe ich am Anfang meiner „Pilates-Laufbahn" auch eine Übung nach der anderen zügig abgespult und gedacht, das sei ja alles easy. Erst als ich mich mit den Prinzipien auseinandergesetzt und sie verinnerlicht hatte, habe ich gemerkt, dass sich damit wirklich etwas verändert:

„NACH 10 STUNDEN SPÜREN SIE DEN UNTERSCHIED, NACH 20 STUNDEN SEHEN SIE DEN UNTERSCHIED, UND NACH 30 STUNDEN HABEN SIE EINEN NEUEN KÖRPER!"
(JOSEPH PILATES)

Es lohnt sich also, sich genauer mit den folgenden sechs Prinzipien zu beschäftigen, sie zu verinnerlichen und an den Übungen zu arbeiten – versprochen!

ATMUNG

Die Atmung (siehe auch S. 19 und S. 28) ist beim Pilates besonders wichtig. Wir verwenden dabei die sogenannte Brustkorbatmung – dazu atmen wir tief in den Brustkorb ein, sodass sich die Rippen nach außen dehnen und der Brustkorb sich nach oben hebt. Einatmen durch die Nase, ausatmen durch den Mund.

Das tiefe Einatmen und vollständige Ausatmen trainiert und stärkt die Lungen, dadurch wird das Blut mit mehr Sauerstoff angereichert. Außerdem hilft das kräftige Ausatmen bei der Aktivierung der Tiefenmuskulatur, was für viele Übungen entscheidend ist. Noch dazu wirkt es entspannend, wenn wir tief und bewusst ein- und ausatmen.

Jeder Übung ist ein ganz individuelles Atemmuster zugewiesen. Das hilft zum einen – wenn man es mal verinnerlicht hat – bei der Übungsausführung und zum anderen beim Freikriegen des Kopfes. Durch die Konzentration auf die Atmung hat man keine Zeit, über andere Dinge wie Arbeit, Einkaufsliste, Ärger mit Freunden ... nachzudenken, und ist einfach ganz bei sich.

KONZENTRATION

Neben der richtigen Atmung ist es ganz wichtig, sich auf die Muskeln zu konzentrieren, die für die Ausführung der jeweiligen Übung benötigt werden. Dadurch schaffen wir es, diese Muskeln noch gezielter zu trainieren. Außerdem sorgt die Konzentration dafür, dass wir die Übung sinnvoll und kontrolliert ausführen und unseren Körper richtig koordinieren. Das ist zum Beispiel bei Übungen, bei denen man den Oberkörper aus einer angehobenen Position wieder absenken soll, wichtig. Wir legen dabei den Rücken nicht einfach – „plumps" – wieder auf die Matte, sondern senken ihn langsam, bewusst und kontrolliert wieder ab – das erhöht den Trainingseffekt und beugt Verletzungen vor. Und es ist häufig anstrengender, aber es lohnt sich!

ZENTRIERUNG

Wenn man regelmäßig Pilates übt, merkt man schnell, dass ein zentrales Element die Stärkung des Bauchbereichs (auch Kraftgürtel oder „powerhouse" genannt) ist. Der Kraftgürtel erstreckt sich rund um den Bauchnabel – von den unteren Rippen und den untersten Brustwirbeln bis zur Hüfte und zum Po. Jede Übung im Pilates setzt einen solchen aktivierten Kraftgürtel und eine starke Mitte voraus. Erst wenn diese Mitte stark genug ist, kann eine Übung auch mit Armen, Beinen, Kopf etc. vollständig richtig ausgeführt werden. Eine der häufigsten Anweisungen im Pilates ist deshalb „Bauchnabel zur Wirbelsäule". Stellt euch als Visualisierung vor, dass ihr einen Druckknopf zwischen Wirbelsäule und Bauchnabel fest zusammendrücken wollt. Trainiert das ruhig auch mal im Alltag. Mit einer starken Mitte könnt ihr euren Körper zusätzlich vor einseitigen Haltungen und damit Schmerzen oder sogar Verletzungen bewahren.

Seit ich Pilates (richtig) trainiere, fühle ich mich stabil(er) in meiner Mitte – das wirkt sich neben einer tollen Figur auch auf die seelische Ausgeglichenheit aus.

KONTROLLE

Joseph Pilates nannte dieses Prinzip „controllogy" (zuerst wollte er auch seine Übungsmethode so nennen) und meinte damit die Kontrolle des Geistes über den Körper. Jede noch so kleine Bewegung soll mental sorgfältig geplant und gesteuert werden. Auch dadurch werden Verletzungen, wie Zerrungen oder Rückenschmerzen, vermieden. Außerdem ist es wichtig, dass wir ein Gefühl für unsere individuellen Grenzen entwickeln, damit wir unseren Körper nicht zu sehr belasten oder uns zu viel ab verlangen. Wie leistungsfähig und dehnbar wir sind, ist zum einen von Mensch zu Mensch verschieden, aber auch abhängig von der Tagesform – das feine Gespür, wie viel wir heute und in dieser Stunde trainieren können, muss sich im Laufe der Pilatespraxis erst entwickeln.

Diese Kontrolle des Körpers muss sorgfältig trainiert und erlernt werden – das dauert eine Weile und fordert uns immer wieder heraus, die Übungen langsam und bewusst auszuführen und zu verbessern.

BEWEGUNGSFLUSS

Die fließenden Bewegungen im Pilates sind ein großer Unterschied zu anderen Sportarten. Wie im Alltag, wo sich eine Bewegung ganz natürlich an die nächste reiht und nicht abgehakt oder isoliert ausgeführt wird, soll sich auch im Pilates eine Übung harmonisch an die nächste anschließen. Deswegen habe ich die Übungen so angeordnet, dass zum Beispiel alle Übungen in Bauchlage in einem Workout nacheinander durchgeführt werden. So vermeide ich auch unnötige Unruhe und viel Hin und Her.

Ganz wichtig für die richtige Bewegungsdynamik ist dazu auch die richtige Atemtechnik. Denn die Atmung bestimmt das Tempo der Übung. Wie alle anderen Prinzipien auch erfordert diese Koordination von Atmung und Bewegung natürlich viel Übung und Konzentration.

PRÄZISION

Jede Bewegung – und sei sie noch so klein – hat im Pilates ihren Sinn. Jede einzelne Anweisung ist entscheidend für den Effekt der Übung. Wenn also ein Detail ausgelassen oder anders ausgeführt wird, vermindert das die beabsichtigte, positive Wirkung auf den Körper. Joseph Pilates hat sich bei allen Übungen genau überlegt, welcher Körperteil zu welchem Zeitpunkt was zu tun hat, um die Wirkung der Übung zu optimieren. Anders ausgedrückt: Jedes Detail ist wichtig, und es lohnt sich, immer wieder bewusst an jeder Übung zu arbeiten.

Um die Präzision aufrechtzuerhalten, wird jede Übung auch nur wenige Male (meist 5 bis 10 Wiederholungen) durchgeführt, damit sie nicht mit jedem Mal ein wenig „schlampiger" ausgeführt wird. Im Pilates gilt als Maxime der Leitspruch: Qualität vor Quantität.

Das ist auch für deine Übungspraxis wichtig: Wenn ihr merkt, dass ihr die Übung nicht mehr präzise und kontrolliert ausführen könnt, macht lieber weniger Wiederholungen oder legt eine kleine Pause ein.

Auch das ist wichtig: Habt Geduld – vermutlich wird nicht jede Übung auf Anhieb klappen. Zieht dennoch jede Übung durch. Ihr werdet merken, mit jedem Mal wird es besser werden. Es dauert eine ganze Weile, bis man die Prinzipien verinnerlicht und die Atemtechnik in Einklang mit der Übungsausführung gebracht hat.

MONIS **TIPP**

Eine Besonderheit beim Pilates sind auch die Visualisierungen. In jeder Übung gebe ich euch ein Bild an die Hand, das euch helfen soll, die Übung korrekt auszuführen. Gerade für Anfänger ist das immer sehr hilfreich.

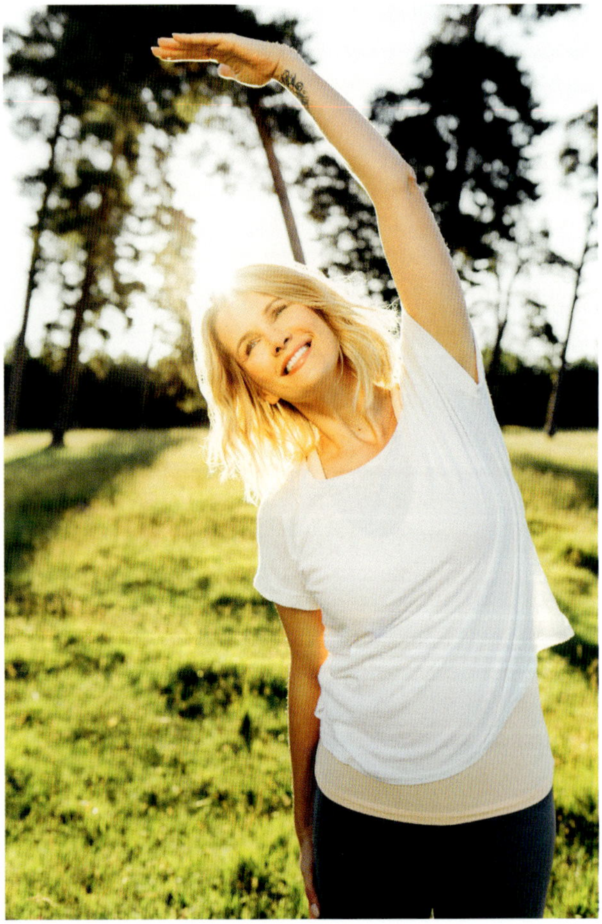

DIE PILATES-
ATMUNG

Unsere natürliche Atmung ist eher flach und kurz. Viele Menschen atmen dabei in den Brustkorb, andere in den Bauchraum. Für den Alltag ist das beides völlig in Ordnung – wobei die Bauchatmung die gesündere ist. Damit die Pilatesübungen aber ihre positive Wirkung voll entfalten können, ist es wichtig, die richtige Atemtechnik anzuwenden. Dazu wird zum einen in den Übungen genau angegeben, wann ein- und wann ausgeatmet werden soll. Zum anderen praktizieren wir im Pilates die sogenannte Brustkorbatmung. Das heißt, dass wir vor allem in den seitlichen und hinteren Brustkorb atmen. Das hilft dabei, die Körpermitte (also den Kraftgürtel) aktiv und stark zu halten und sowohl beim Ein- als auch beim Ausatmen eine gute Grundspannung zu halten.

Beim Pilates wird durch die Nase ein- und den Mund ausgeatmet. Dabei versuchen wir, die Lunge so vollständig wie möglich mit Luft zu füllen und gleichzeitig die Schultern locker, den Nacken entspannt und die Wirbelsäule lang zu halten. Um beim Ausatmen die Lunge wirklich ganz zu leeren, könnt ihr euch vorstellen, ihr versucht mit leicht geschlossenen Lippen eine Kerze auszublasen oder auf „F" auszuatmen – es ist erlaubt, dass man ein Geräusch hört oder eine Grimasse zieht!

Das vollständige Entleeren der Lunge sorgt außerdem dafür, dass alle Schadstoffe ausgeatmet werden, und aktiviert die Tiefenmuskulatur. Um die Ausatmung zu unterstützen, könnt ihr euch vorstellen, dass euer Beckenbodenlift bis in den zweiten Stock fährt. Aber auch hier bleibt die Wirbelsäule lang. Achtet darauf, dass ihr nicht in euch zusammensinkt.

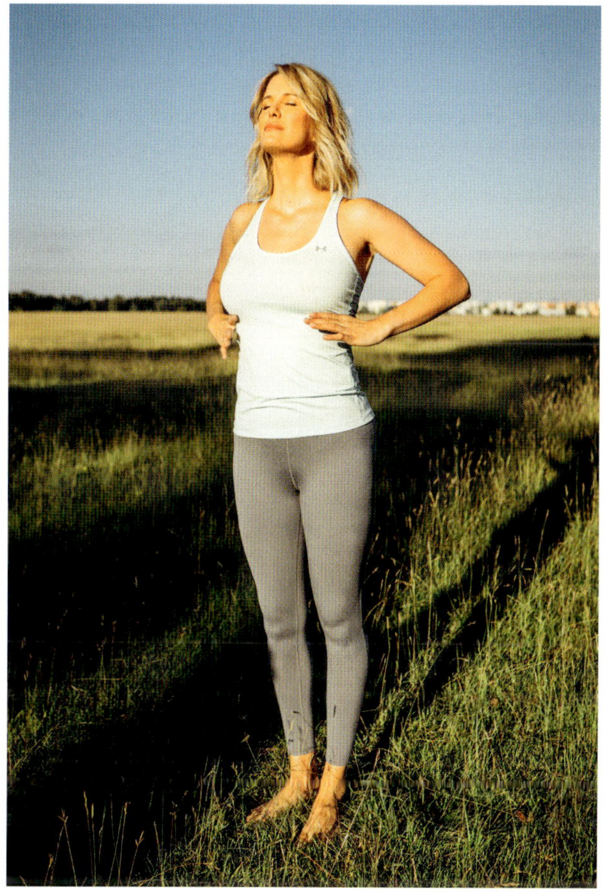

Ein weiterer wichtiger Effekt der bewussten und kontrollierten Atmung ist, dass wie nebenbei die Konzentration gefördert wird. Der genau vorgegebene Atemrhythmus der Übungspraxis fordert uns und sorgt dafür, dass wir leichter vom Alltag abschalten können und uns ganz auf Bewegung und Atmung konzentrieren. Ihr werdet schnell merken, dass Pilates daher nicht nur einen tollen Körper macht, sondern auch euren Geist entspannt.

Eine detaillierte Anleitung zur Übung der Atmung – unabhängig von einer Übung – findet ihr beim Warm-up auf Seite 28.

Im Pilates gibt es einige wichtige Grundhaltungen und Begriffe, die ihr kennen solltet. In den Übungsbeschreibungen und auch in meinen Stunden verwende ich diese Begriffe, um die Anleitung möglichst kurz und verständlich zu halten. Am besten du machst dich gleich mit diesen Grundlagen vertraut, damit du genau weißt, was zum Beispiel „Beine tabletop" heißt, wenn du mit den Übungen loslegst. Die Begriffe, die man nicht aus anderen Sportarten oder dem Alltag etc. kennt, habe ich in den Übungsbeschreibungen fett gemacht, damit du – falls du dir nicht mehr sicher bist – weißt, dass du diesen Begriff noch mal nachschlagen kannst.

BAUCHLAGE

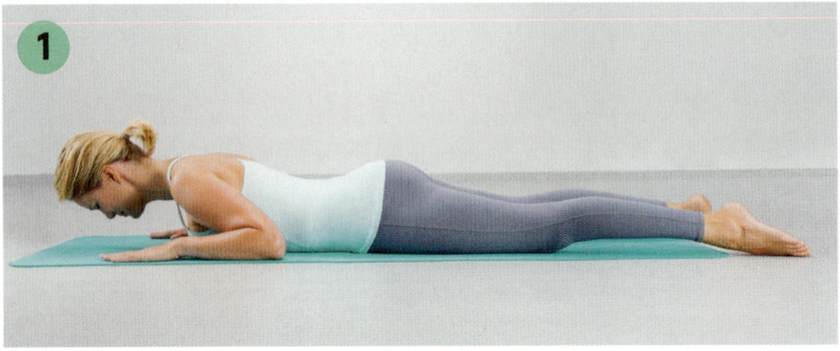

Auf den Bauch legen. Der Kopf schwebt über der Matte, die Nase ist dabei parallel zur Matte, der Nacken ist lang. Die Beine sind **außenrotiert**. Ziehe den Bauchnabel zur Wirbelsäule (als würden Bauchnabel und Wirbelsäule mit einem Druckknopf verschlossen). Stell dir vor, unter dem Bauch hat ein sehr kleines Igelbaby Platz. 1

RÜCKENLAGE NEUTRALE STELLUNG

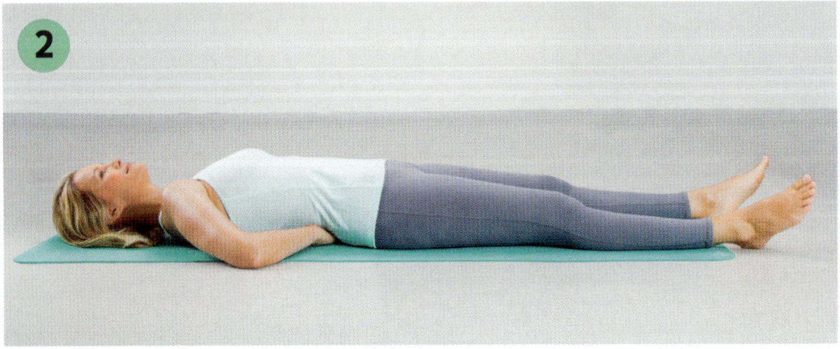

Rückenlage. Beine sind hüftbreit geöffnet. Wirbelsäule liegt in ihrer natürlichen Krümmung auf dem Boden. D. h. eine Hand würde noch unter den unteren Rücken passen. 2

RÜCKENLAGE IMPRINT

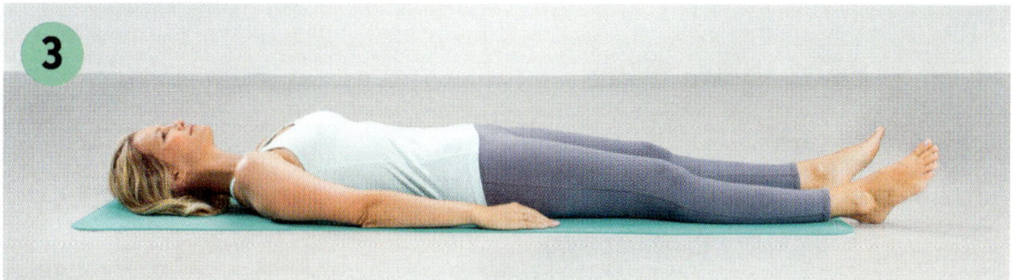

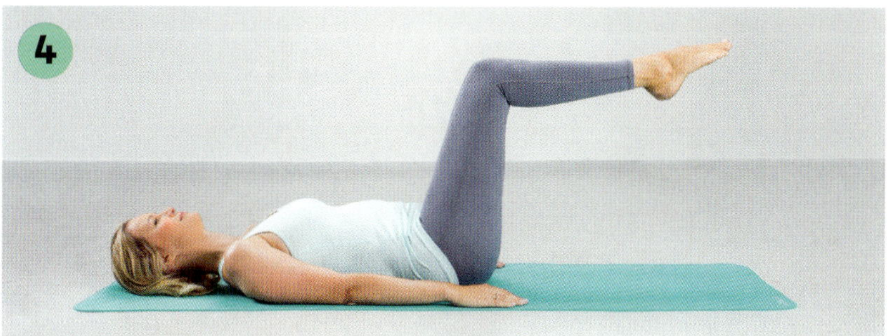

Rückenlage neutrale Stellung. Spanne nun Beckenboden (siehe Kraftgürtel aufbauen, S. 34) und Bauchmuskeln an, um das Becken Richtung Matte zu kippen. Diese Stellung ist sehr wichtig, um den unteren Rücken zu schützen, wenn die Bauchmuskeln trainiert werden sollen und ein Hohlkreuz vermieden werden soll. Für Anfänger lässt sich das leichter üben, wenn die Beine **tabletop** gehoben sind. 3 + 4

BEINE AUSSENROTIERT

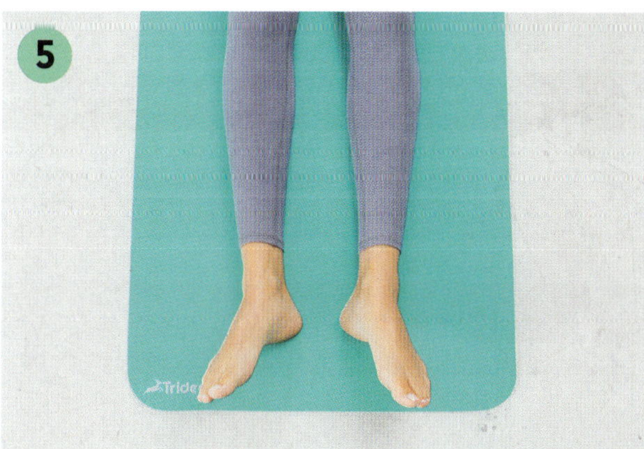

Rücken- oder Bauchlage. Drehe die Beine nach außen, indem du die Oberschenkelhälse in der Hüfte aufdrehst. Die Füße kommen so in eine leichte V-Stellung, die Fersen bleiben dabei einander zugeneigt, die Zehen zeigen nach außen. 5

BEINE TABLETOP

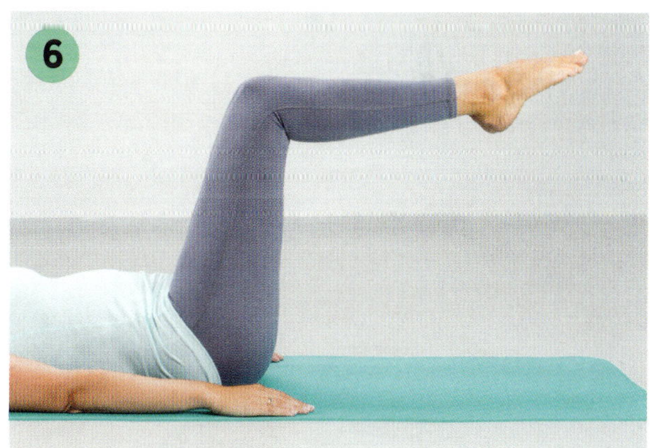

Rückenlage. Hebe nacheinander die Beine von der Matte. Beide Beine sind gebeugt und bilden sowohl zwischen Bauch und Oberschenkel als auch zwischen Ober- und Unterschenkel jeweils einen 90-Grad-Winkel. Die Unterschenkel sind geschlossen und parallel zum Boden ausgerichtet. Füße **point.** 6

FUSS FLEX

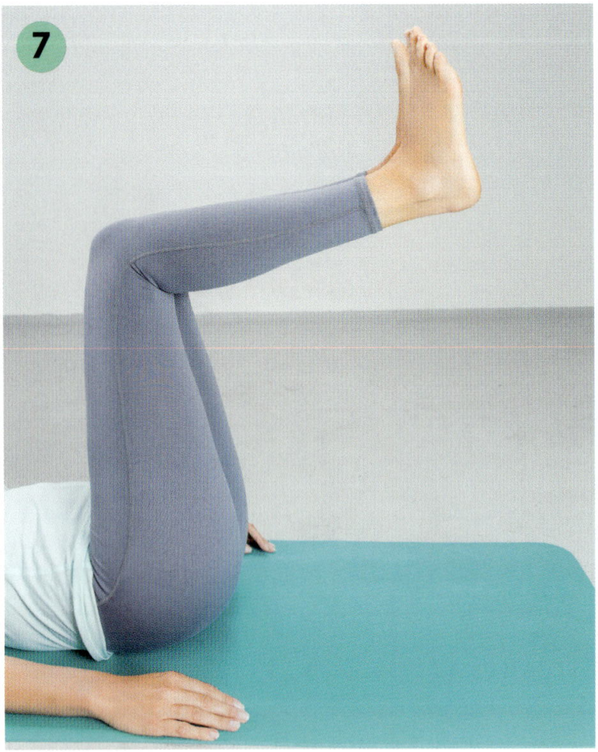

Ziehe die Zehenspitzen zu dir heran. Stelle dir vor, du drückst die Ferse von dir weg. 7

FUSS POINT

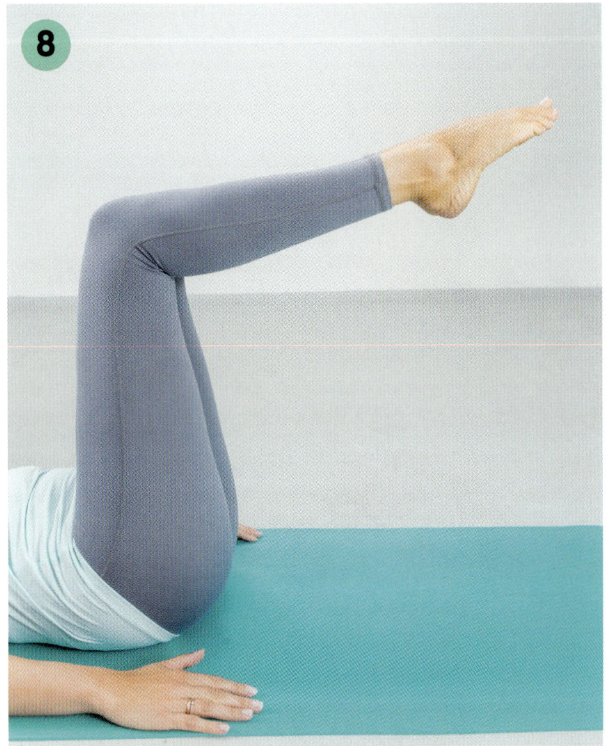

Fuß in Verlängerung des Beins nach vorne strecken. Die Ferse zieht zu den Waden. 8

SEITLAGE

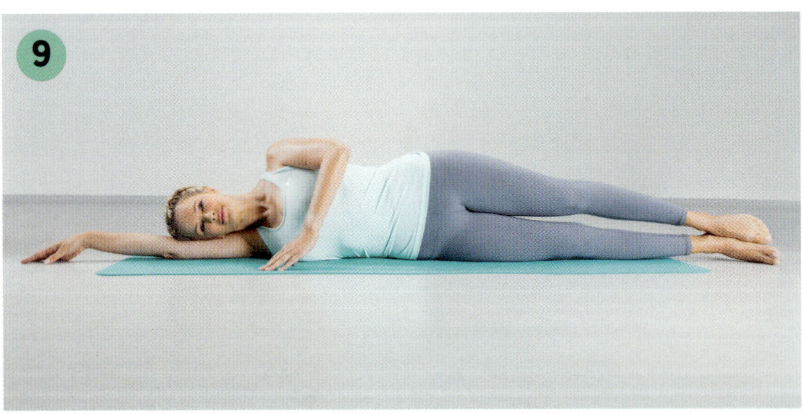

Lege dich auf eine Seite. Beine sind gestreckt, der untere Arm liegt gestreckt unter deinem Kopf. Knöchel, Hüfte, Schulter und Ohr bilden eine Linie. Stell dir vor, eine Tasse wird auf deiner oberen Schulter abgestellt, die nicht kippen darf. Durch das Zusammenziehen des Taillengurts (siehe S. 34) entsteht ein sogenannter Taillentunnel. Stell dir vor, dass eine kleine Maus darunter hindurchlaufen kann. 9

WIRBEL FÜR WIRBEL AUF- UND ABROLLEN

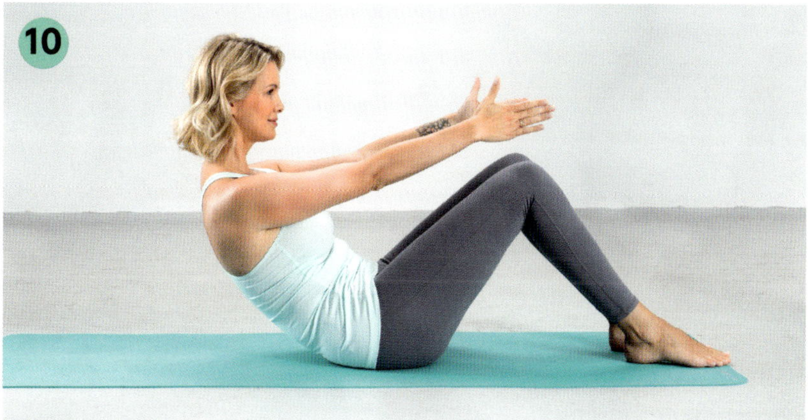

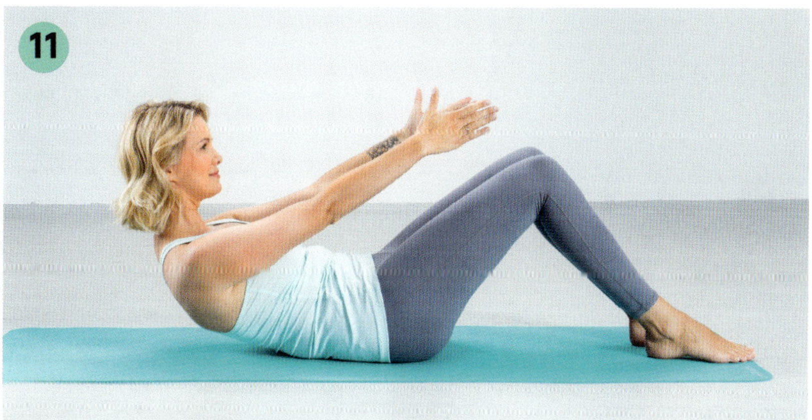

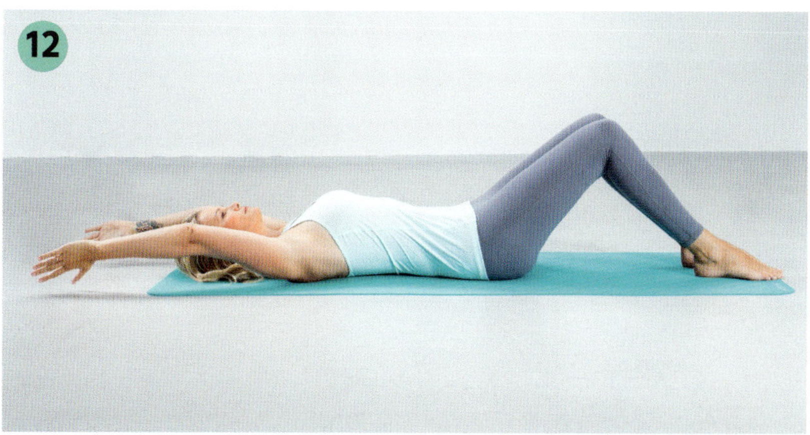

Rückenlage. Hebe den Rücken Wirbel für Wirbel langsam von der Matte, beginne dabei mit dem Kopf und der Halswirbelsäule. Rolle dich dann Wirbel für Wirbel auf die Matte zurück – zuerst die Lendenwirbelsäule bzw. das Steißbein, dann Brust- und Halswirbelsäule und zuletzt den Kopf. Stelle dir vor, dass die Wirbelsäule eine Perlenkette ist, die du hochnimmst bzw. ablegst. Fortgeschrittene strecken die Beine aus.

10 + 11 + 12

WIRBEL FÜR WIRBEL AUFRICHTEN

Wenn der Oberkörper (im Stehen oder Sitzen) nach vorne geneigt war, rollst du dich langsam Wirbel für Wirbel vom Steißbein bis zum obersten Halswirbel (Kopf) wieder auf. 13 + 14 + 15

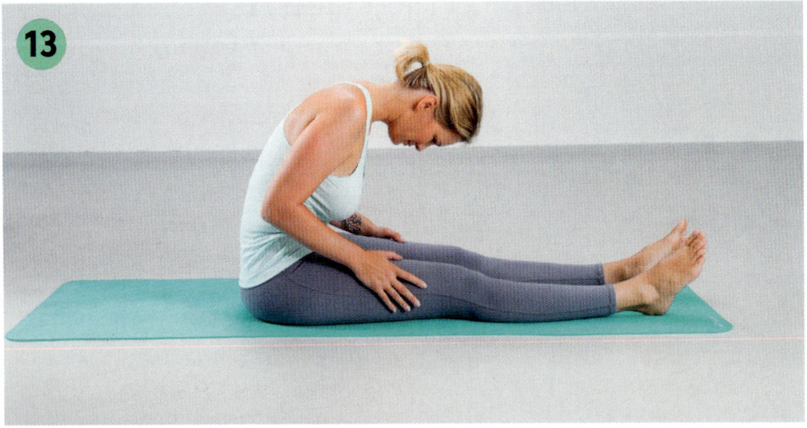

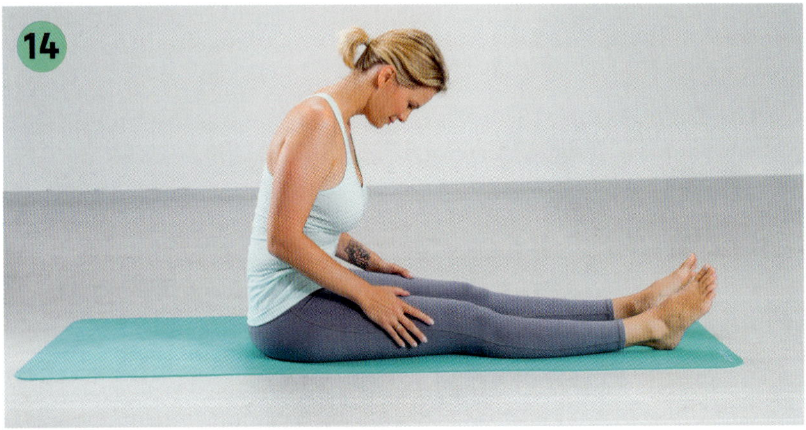

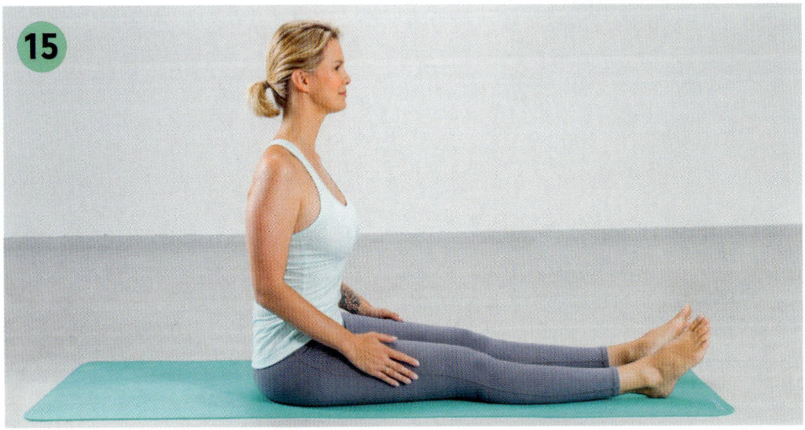

TAILLENGURT AUFBAUEN

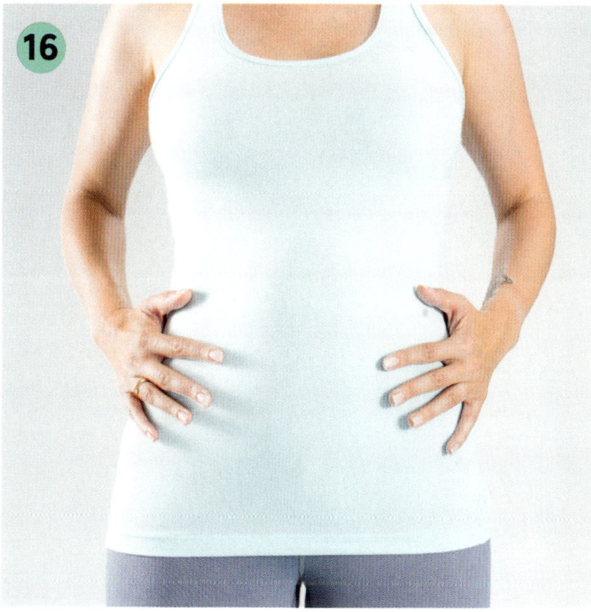

Stell dir vor, dass der Beckenboden 5 Etagen hat. Um den Taillengurt aufzubauen, fährst du den „Aufzug" in die 2. Etage. Das ist, als würdest du eine enge Jeans anziehen, den Reißverschluss schließen und den Knopf zudrücken (den Bauchnabel zur Wirbelsäule ziehen). 16

SCHULTERSTELLUNG

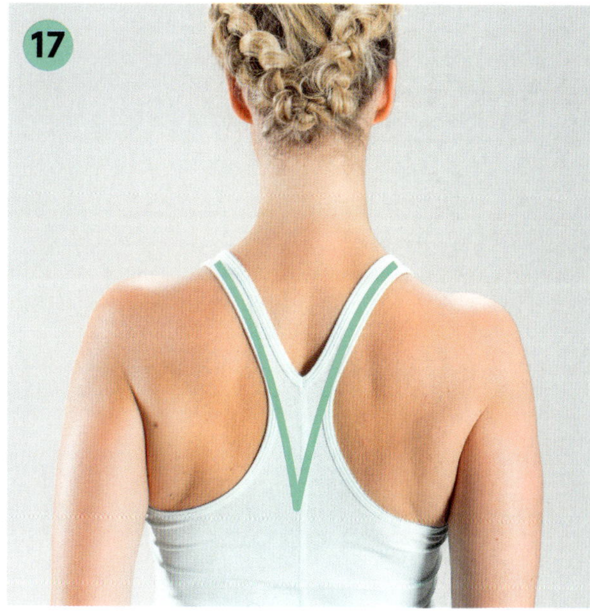

Die Schultern nach hinten unten ziehen. Stell dir vor, du ziehst die Schultern in V-Form nach hinten in die Hosentaschen. Der Nacken ist lang, die Schultern ziehen weg von den Ohren. 17

SHELL STRETCH

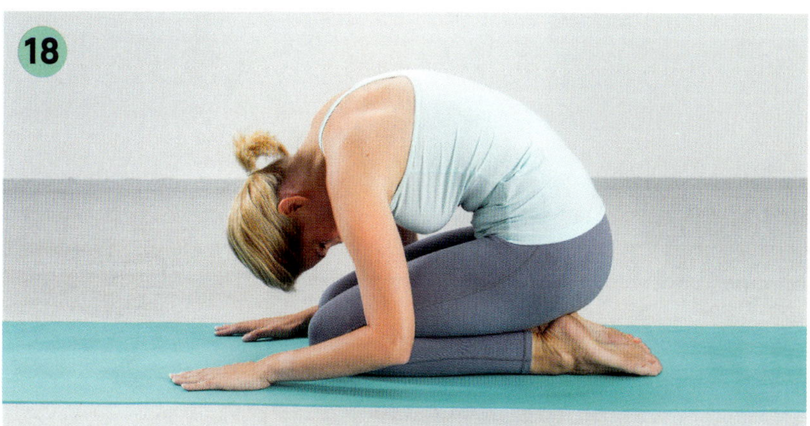

Du sitzt im Fersensitz und beugst den Oberkörper nach vorne. Rücken ist rund, Hände vor dem Kopf auf die Matte bringen, Handflächen zeigen nach unten. Zwischen Bauch und Oberschenkel hat noch ein kleiner Ball Platz. 5-mal ein- und ausatmen, Dehnung des Rückens genießen. Anschließend einatmend Wirbel für Wirbel aufrichten. Diese Streckung mache ich gerne nach allen Übungen in der Bauchlage. 18

WARM UP

Das Training ist hier und jetzt!

Für mich ist das Warm-up im Pilates ein schönes Ankommen und Einstellen auf die Stunde. So können wir erst mal im Hier und Jetzt ankommen und unseren Körper mit langsamen, fließenden Übungen auf Bewegung einstellen. Genauso wie wir in die Stunden reinkommen, gehen wir dann mit dem Cool-down auch wieder raus. Das macht die Stunde und schließlich auch dein Training erst richtig rund!

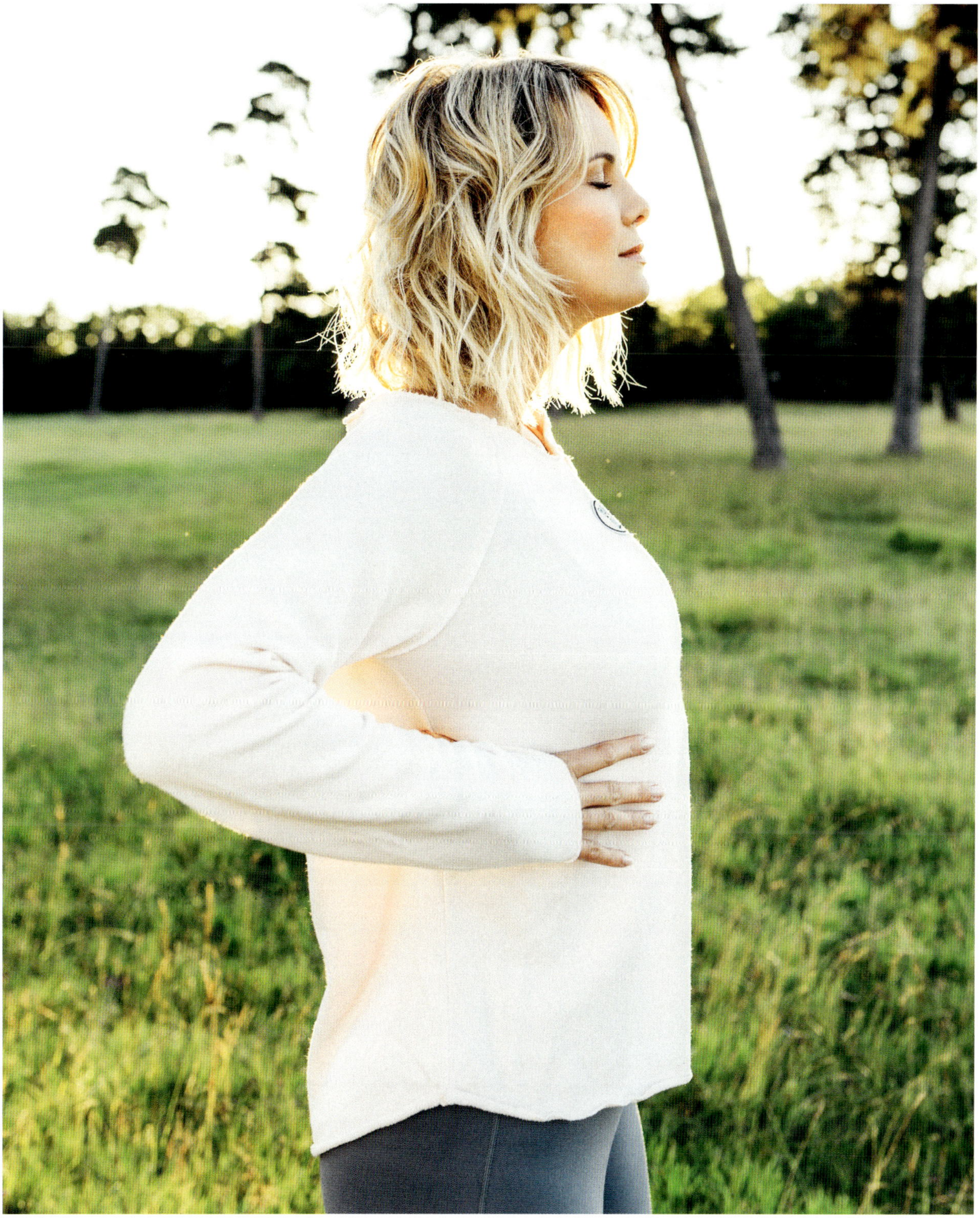

WARM-UP

DIE PILATES-ATMUNG

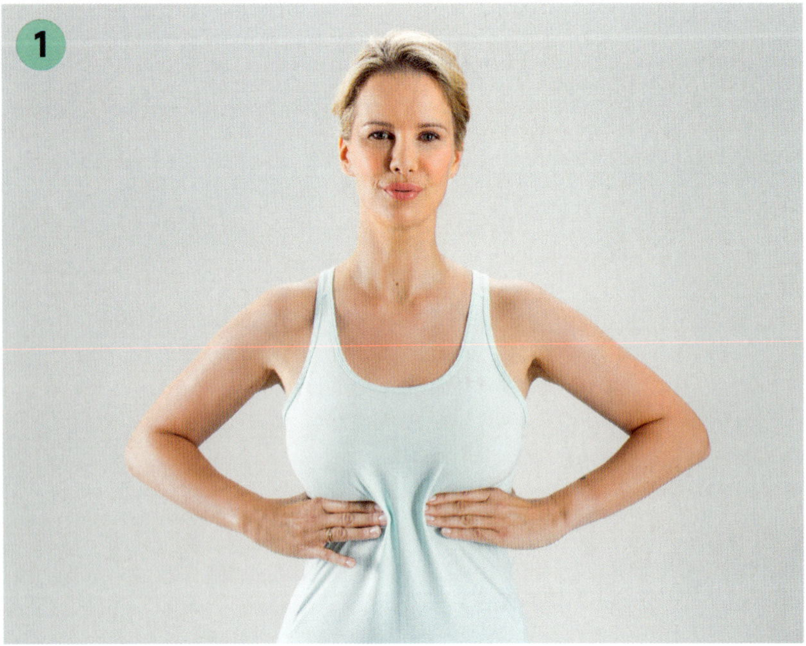

Im Pilates wird die seitliche Brustkorbatmung verwendet (siehe auch S. 19). Das heißt, dass wir so atmen, dass sich der Brustkorb beim Einatmen nach hinten und zur Seite weitet. Dadurch ist es möglich, dass wir den Oberkörper entspannt halten und die ganze Kraft aus unserer Mitte (Kraftgürtel) holen und nutzen können. Das ist fürs Pilates optimal – für den Alltag ist die Bauchatmung besser. Bei jeder Übung ist genau angegeben, wann du ein- und ausatmen solltest. Versuche dich daran zu halten, auch wenn dein natürlicher Atemrhythmus anders wäre oder du es gewohnt bist, bei der Anstrengung auszuatmen.

Übe das Atmen zunächst separat. Aufrechter, hüftbreiter Stand, lege die Hände seitlich an den Brustkorb. Atme ein und aus. Du spürst, wie der Brustkorb beim Einatmen gegen die Hände drückt und sich beim Ausatmen wieder löst.

BEGINNE MIT DEM AUSATMEN: Atme aktiv und vollständig durch den Mund aus, ziehe dabei die Rippen so weit wie möglich ein, bis sich die Rippenbögen fast berühren. Die Lippen sind dabei nur leicht geöffnet. 1

Atme tief durch die Nase wieder ein, dabei dehnt sich der Brustkorb nach hinten und zur Seite. 2

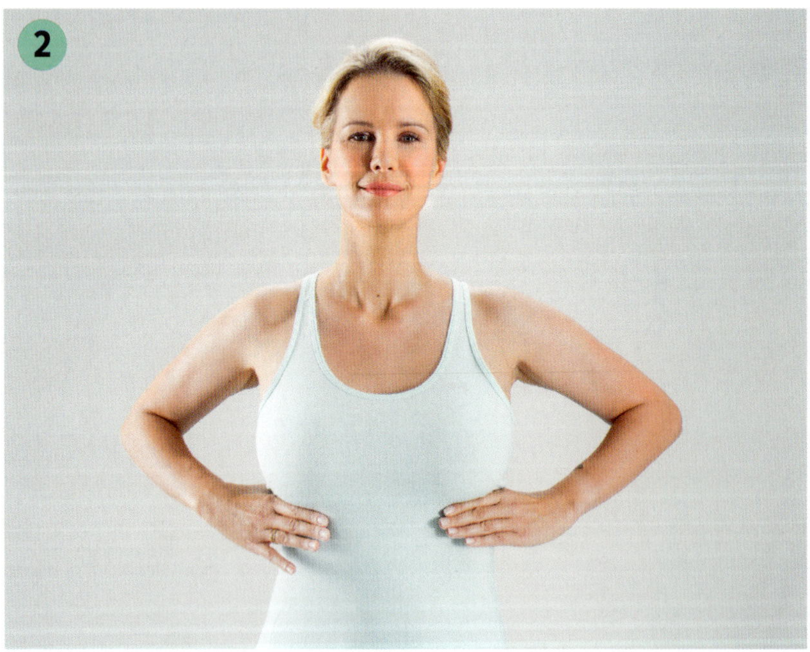

ARMKREISEN | **5 WIEDERHOLUNGEN JE RICHTUNG**

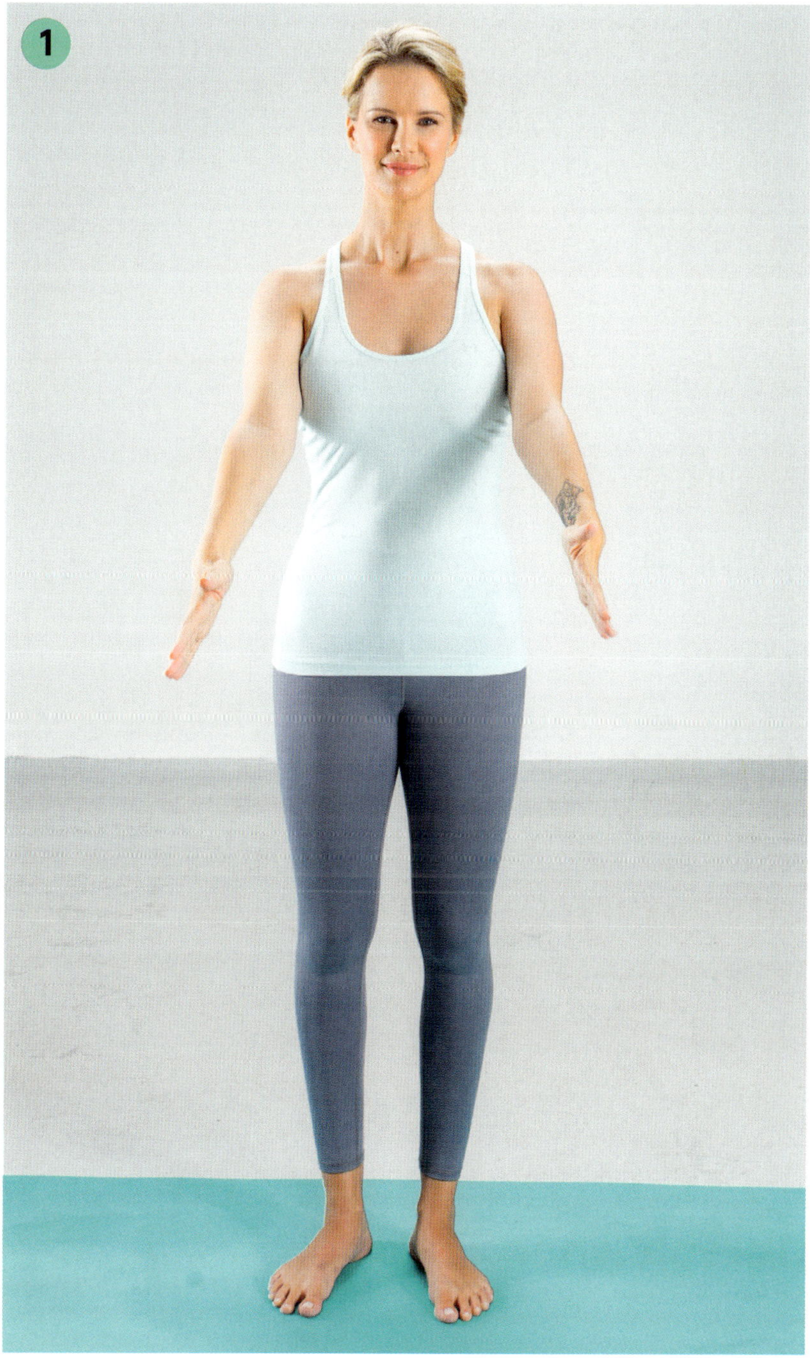

AUSGANGSPOSITION
Aufrechter Stand. Beine hüftbreit geöffnet. Arme nach oben strecken.

EIN- UND AUSATMEN
Mit den Händen Kreise in der Luft zeichnen. Nach 5 Wiederholungen Richtungswechsel. 1

HINWEIS

Wenn du aufgrund deiner Schulterstellung die Arme nicht ganz nach oben strecken kannst, hebe sie nur so weit du kannst.

WARM-UP

SCHULTER-MOBILISATION 1 | **5–8 WIEDERHOLUNGEN**

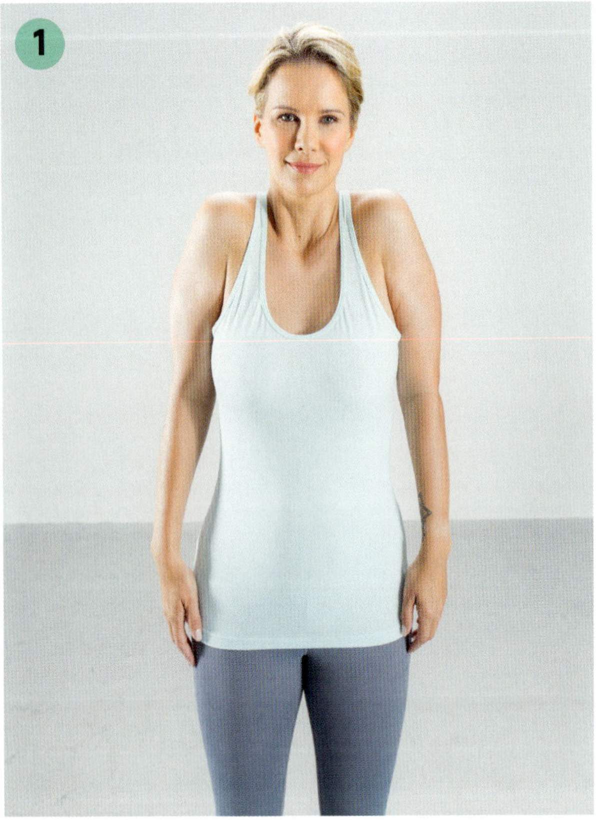

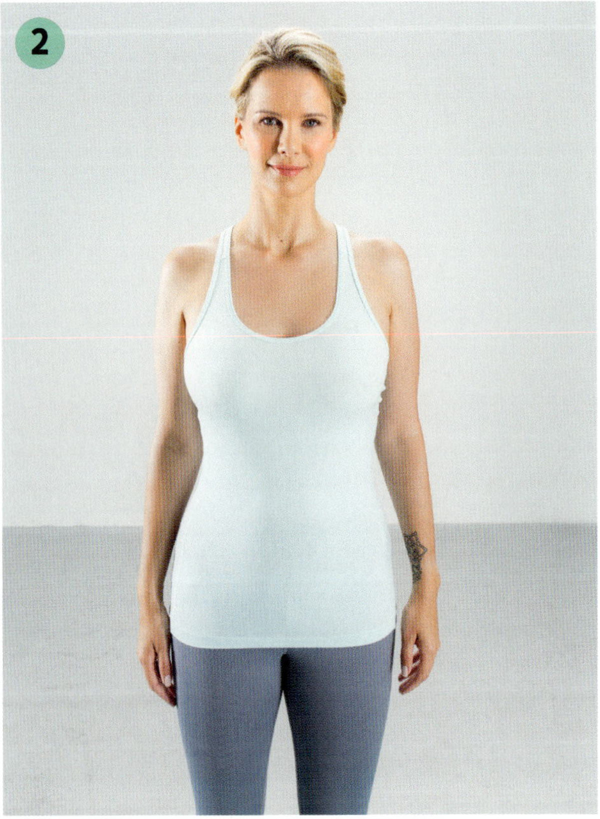

AUSGANGSPOSITION
Aufrechter Stand. Beine hüftbreit geöffnet. Arme hängen locker nach unten.

EINATMEN
Schultern nach oben zu den Ohren ziehen. (1)

AUSATMEN
Schultern nach unten fallen lassen. (2)

SCHULTER-MOBILISATION 2 | **5–8 WIEDERHOLUNGEN**

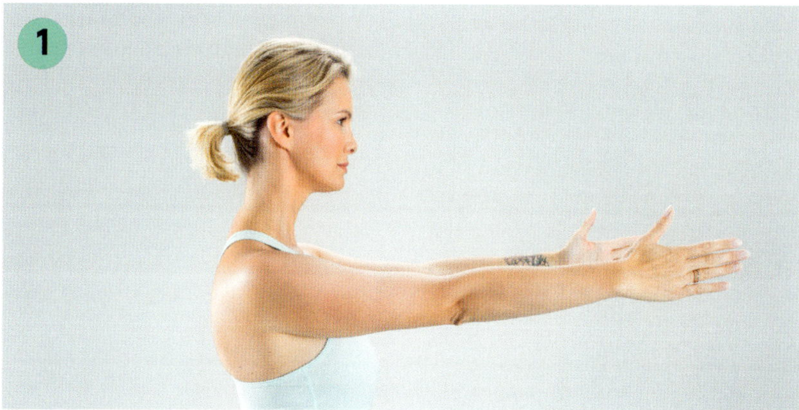

AUSGANGSPOSITION
Aufrechter Stand. Beine hüftbreit aufgestellt. Arme gerade nach vorne strecken. 1

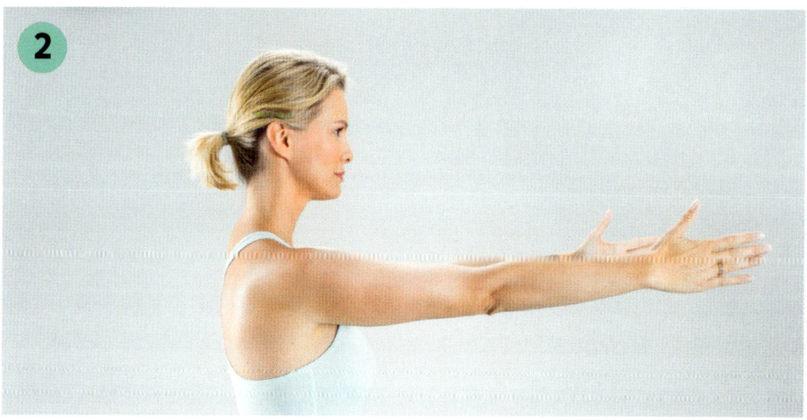

EINATMEN
Arme lang nach vorne ziehen, dabei die Schulterblätter auseinander und nach vorne ziehen. 2

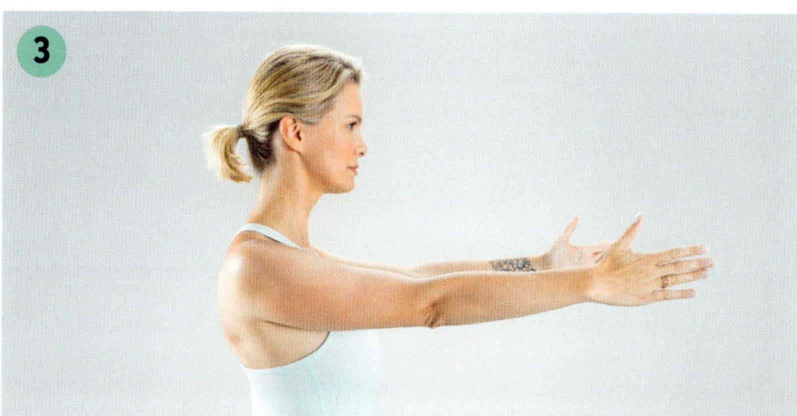

AUSATMEN
Schulterblätter nach hinten und zusammenziehen. 3

WARM-UP

NEUTRAL ZU IMPRINT | **5–8 WIEDERHOLUNGEN**

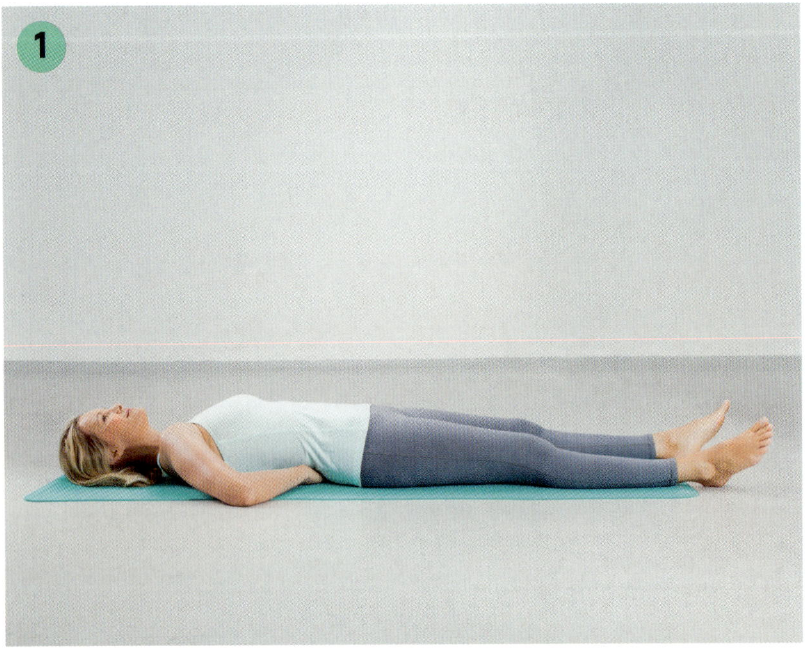

▸ AUSGANGSPOSITION
Rückenlage **neutrale Stellung.** Beine sind gestreckt und liegen flach auf der Matte. Mit den Händen kannst du spüren, dass unter deinem unteren Rücken ein kleiner Hohlraum ist. ①

▸ AUSATMEN
Spanne nun Beckenboden und Bauchmuskeln an, um das Becken Richtung Matte zu kippen. Die Lendenwirbelsäule wird dadurch leicht zur Matte gedrückt. Die Hände streckst du neben deinem Körper aus. Der Abstand zwischen Rippen und Hüftknochen wird kleiner. Die Beckenstellung ist nun **imprint.** ②

▸ EINATMEN
Lass die Muskeln wieder locker, sodass das Becken wieder in die neutrale Stellung zurückkommt.

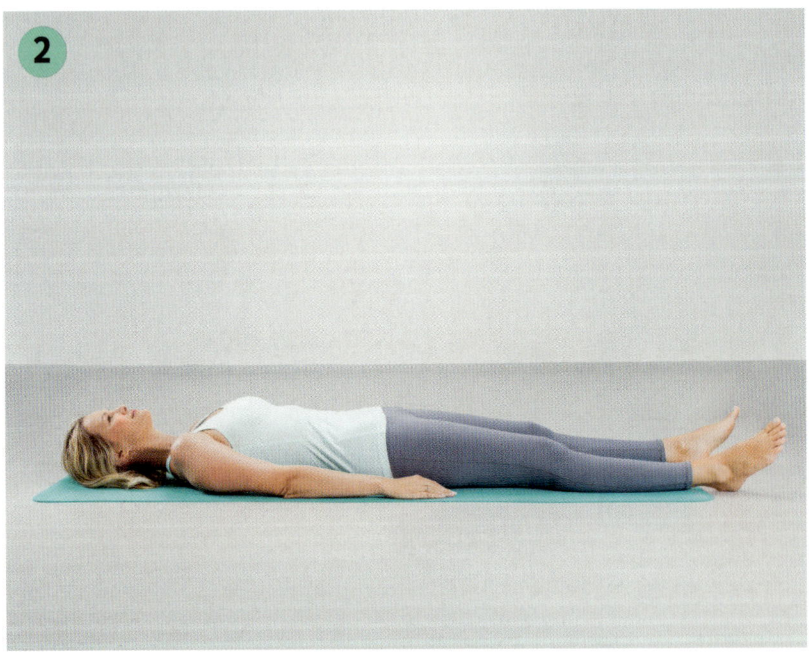

NACKEN-MOBILISATION | **JE 5–8 WIEDERHOLUNGEN**

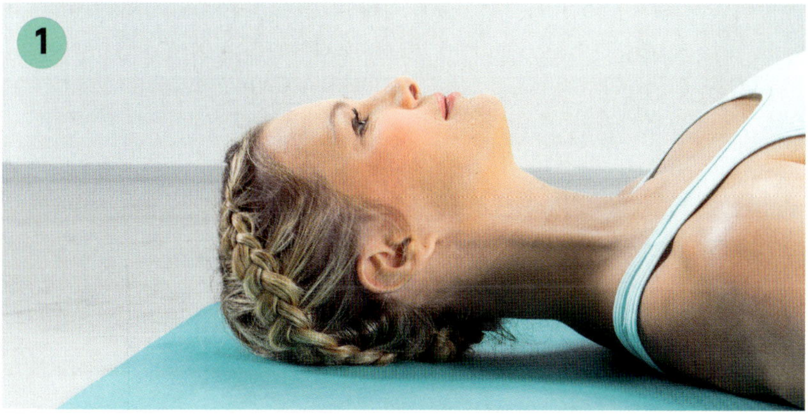

AUSGANGSPOSITION
Rückenlage. Beine hüftbreit aufgestellt. Blick geht nach oben zur Decke. 1

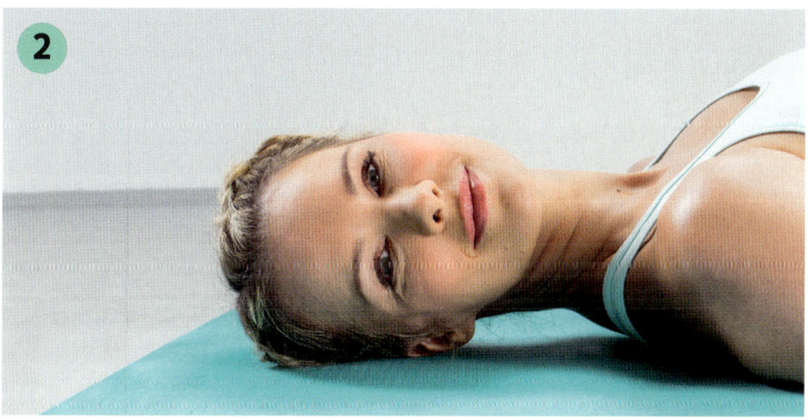

EIN- UND AUSATMEN
Kopf sanft von links nach rechts drehen. 2 Nach 5–8 Wiederholungen den Kopf wieder zur Mitte bringen und abwechselnd zur Brust ziehen 3 und in den Nacken legen. 4

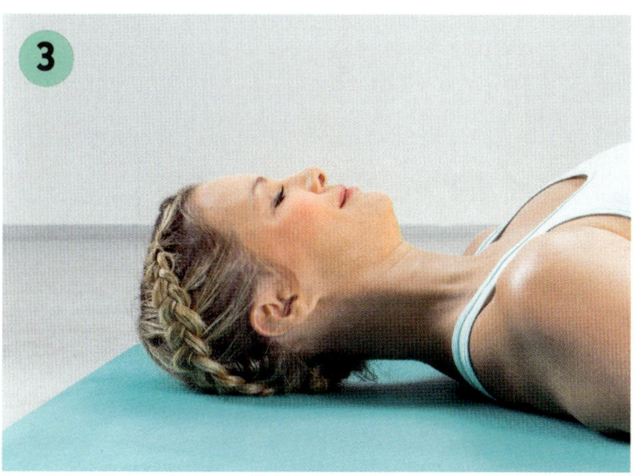

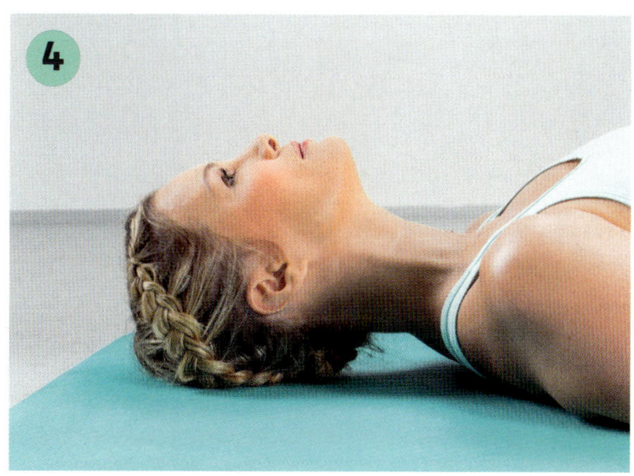

WARM-UP

KRAFTGÜRTEL AUFBAUEN | **5–8 WIEDERHOLUNGEN**

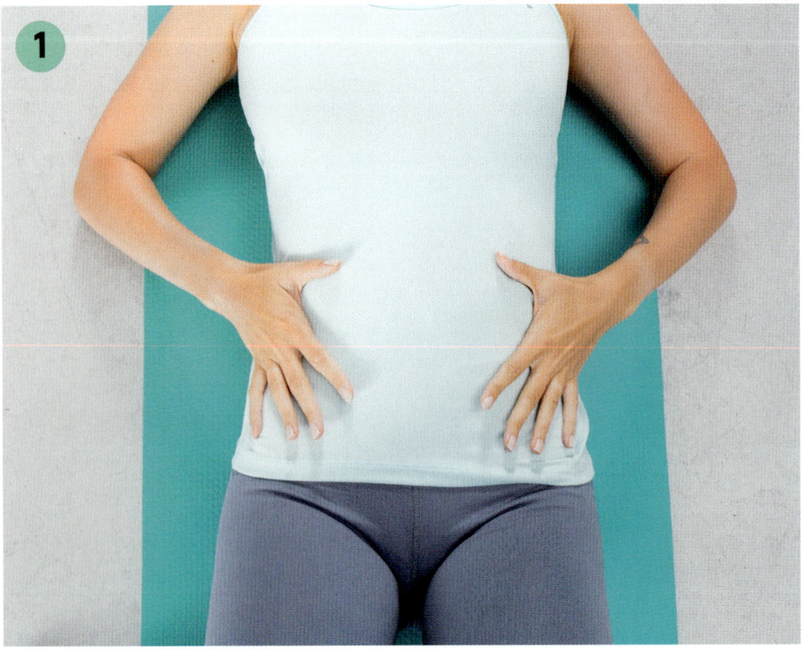

Der Kraftgürtel umfasst die Bauchmuskulatur, die unteren Rückenmuskeln, den Beckenboden und die Pomuskulatur. Er wird auch **Powerhouse** genannt. Durch die Aktivierung des Kraftgürtels können alle Übungen von der Körpermitte aus durchgeführt werden. Dazu werden die Gesäß-, Beckenboden-, Bauch- und unteren Rückenmuskeln angespannt. 1

Die wichtigste Übung dazu ist, den Bauchnabel Richtung Wirbelsäule zu ziehen. Stelle dir vor, du hast einen Druckknopf zwischen Bauchnabel und Wirbelsäule, den du fest zusammendrücken willst. Gleichzeitig spannst du den Beckenboden an.

Dazu kannst du dir vorstellen, dass dein Beckenboden ein Aufzug mit 5 Etagen ist. Beim Aufbau des Kraftgürtels fährt dein Aufzug bis zum 2. Stock. Außerdem kannst du dir vorstellen, dass du eine enge Jeans von unten bis zu den Rippen langsam zuknöpfst. 2

Wiederhole dieses Anspannen einige Male, bevor du deine Pilatespraxis beginnst.

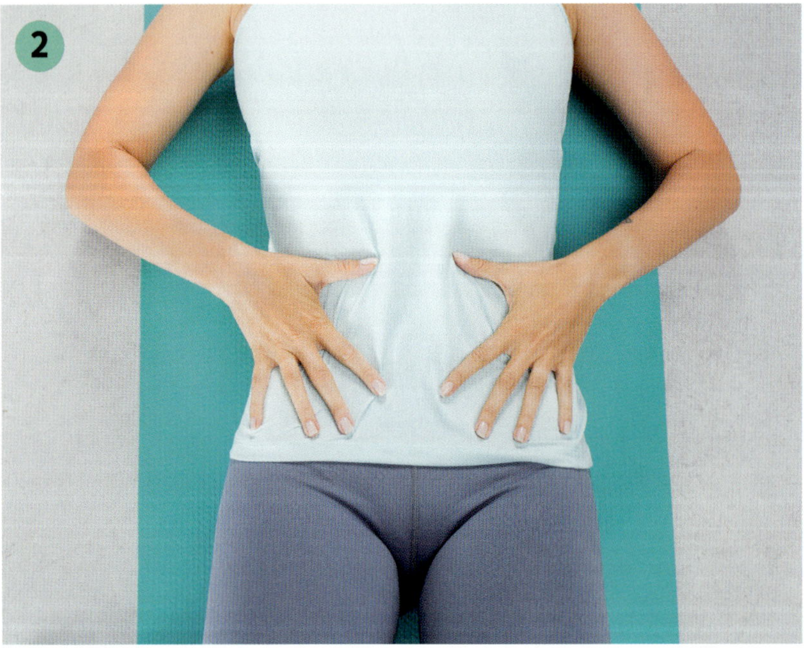

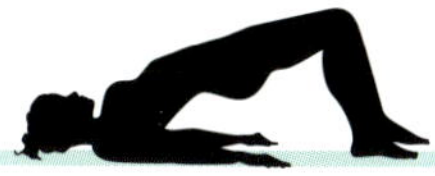

HIP ROLL | **5–8 WIEDERHOLUNGEN**

VISUALISIERUNG
Deine Wirbelsäule ist eine Perlenkette, die du langsam aufrollst und wieder ablegst.

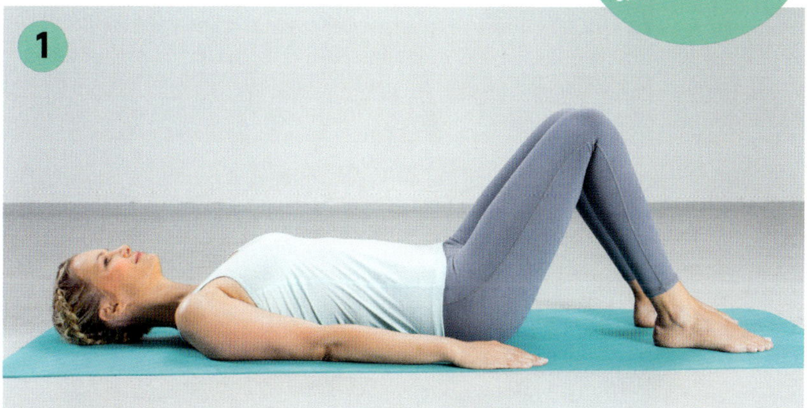

AUSGANGSPOSITION
Rückenlage **neutrale Stellung**. Beine sind gebeugt und hüftbreit aufgestellt. Füße stehen fest auf der Matte. Arme liegen neben dem Körper, Handflächen nach unten. 1

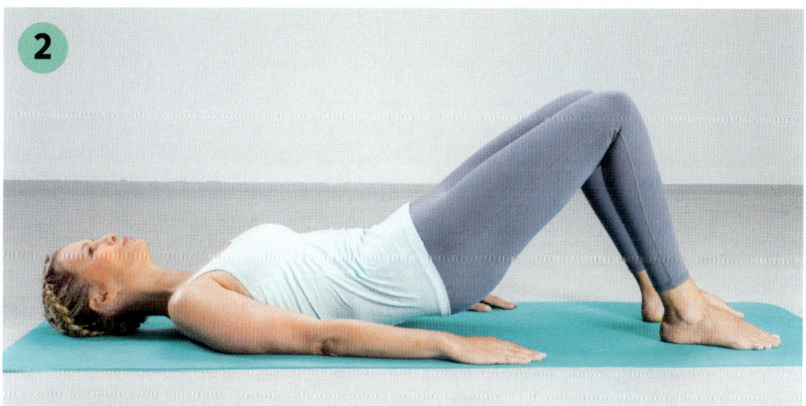

EINATMEN
Wirbelsäule lang ziehen. Diese Bewegung passiert vor allem in Gedanken. Eine aktive Bewegung ist kaum wahrnehmbar.

AUSATMEN
Oberkörper Wirbel für Wirbel von der Matte heben, dabei mit dem Steißbein beginnen. So weit anheben, bis das Gewicht auf den Schulterblättern ist. 2

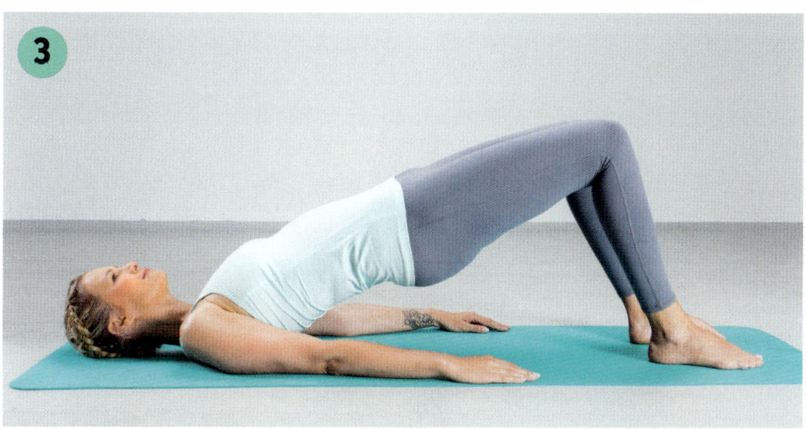

EINATMEN
Ein tiefer Atemzug in der Pilates-Atmung. Bauchmuskulatur ist aktiviert. Hinterer und seitlicher Teil des Brustkorbs füllen sich mit Luft und dehnen sich. 3

AUSATMEN
Wirbel für Wirbel wieder auf die Matte abrollen, bis zuletzt das Steißbein auf die Matte kommt.

PO

SCHÖN

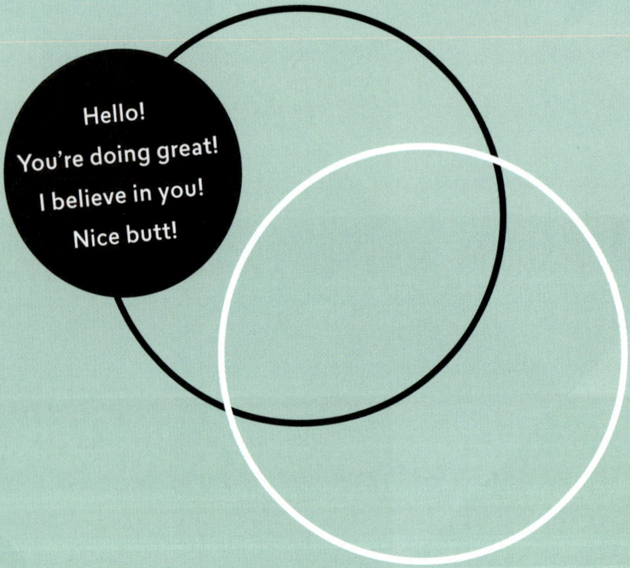
Hello!
You're doing great!
I believe in you!
Nice butt!

Eine Pilatesstunde spricht immer alle Körperregionen an, die Übungen aus diesem Flow sind aber speziell für den Po gut. Denn wer findet einen schönen, knackigen Po nicht ansehnlich?

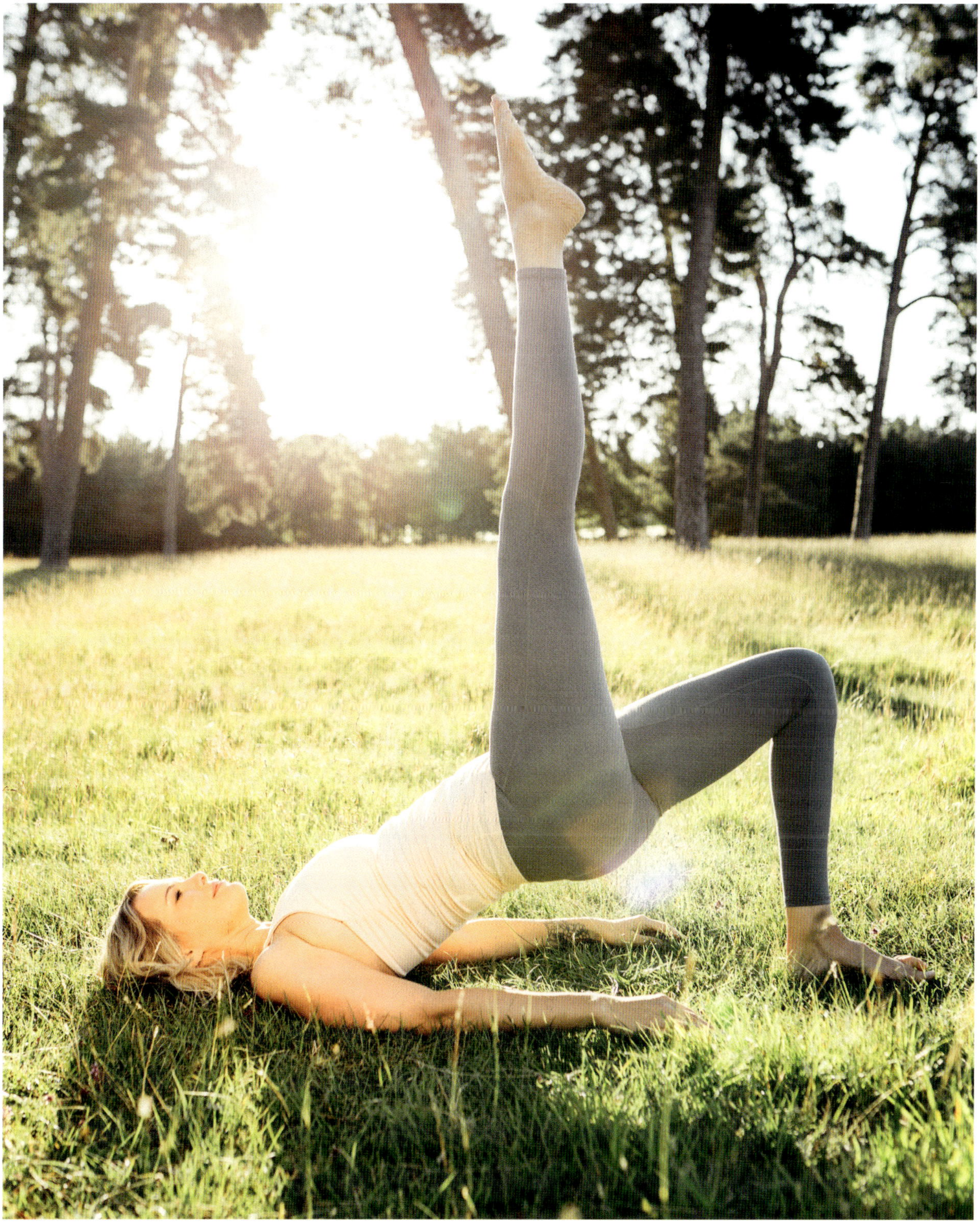

FLOW 1 PO SCHÖN

THE CHAIR | **5–8 WIEDERHOLUNGEN**

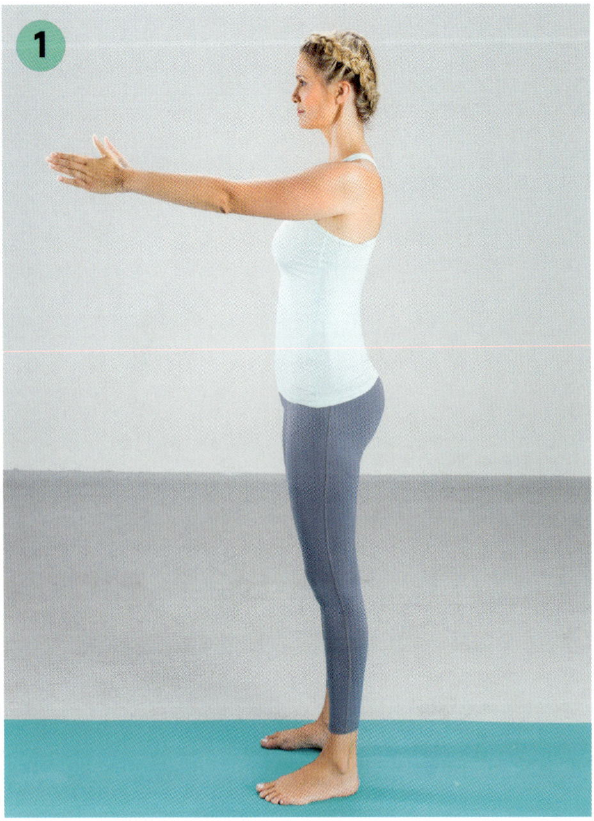

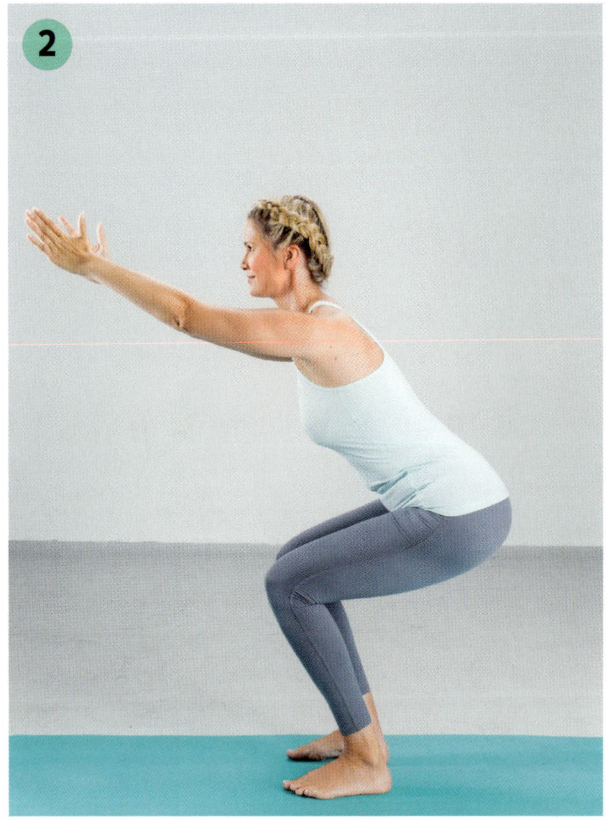

AUSGANGSPOSITION
Gerade aufstellen, Füße parallel. Oberkörper gerade, als würde man sich mit den Schultern an die Wand stellen. Arme auf Schulterhöhe nach vorne strecken. Die Schultern nach hinten in die Hosentaschen ziehen. Nacken lang. (1)

AUSATMEN
Langsam den Po senken, bis deine Oberschenkel parallel zum Boden sind. Arme nach vorne und schräg nach oben gestreckt. Sie sind die Verlängerung deines Oberkörpers. (2)

EINATMEN
Langsam und kontrolliert wieder nach oben in die Ausgangsposition schieben.

VARIANTE

Mit diesem kleinen Trick wird die Übung noch effektiver und wirkt wie ein kleiner Po-Booster:

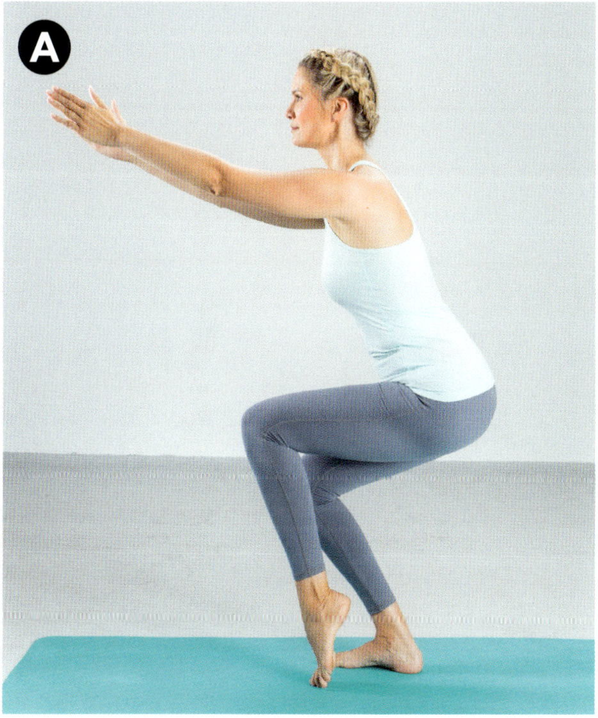

▸ In der Ausgangsposition einen Fuß auf die Zehenspitzen stellen und den Po wieder so langsam wie möglich senken. Die Zehenspitzen stehen nur zum Stabilisieren auf dem Boden, sie tragen aber kein Gewicht. Nach 4 Wiederholungen Bein wechseln. (A)

MONIS TIPP

Denk dich während der ganzen Übung lang: Auch wenn du nach unten gehst, zieht der Kopf Richtung Decke, die Wirbelsäule bleibt lang, die Schultern gehen weg von den Ohren. Außerdem ganz wichtig: Die Knie dürfen nicht weiter vorne sein als die Zehenspitzen.

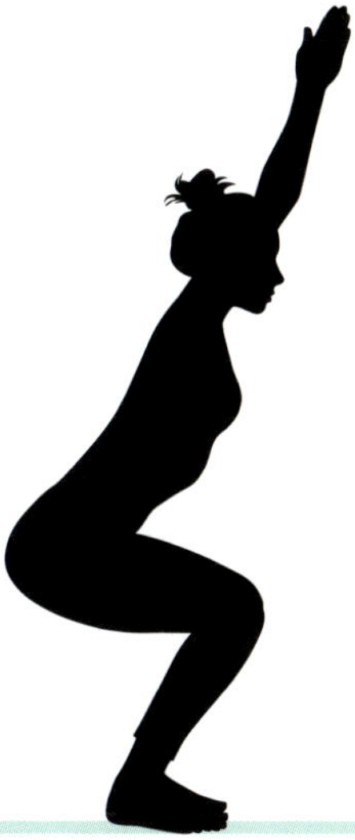

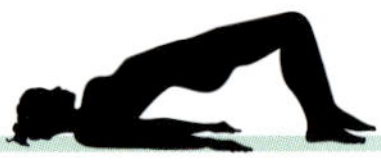

SHOULDER BRIDGE | **5 WIEDERHOLUNGEN PRO SEITE**

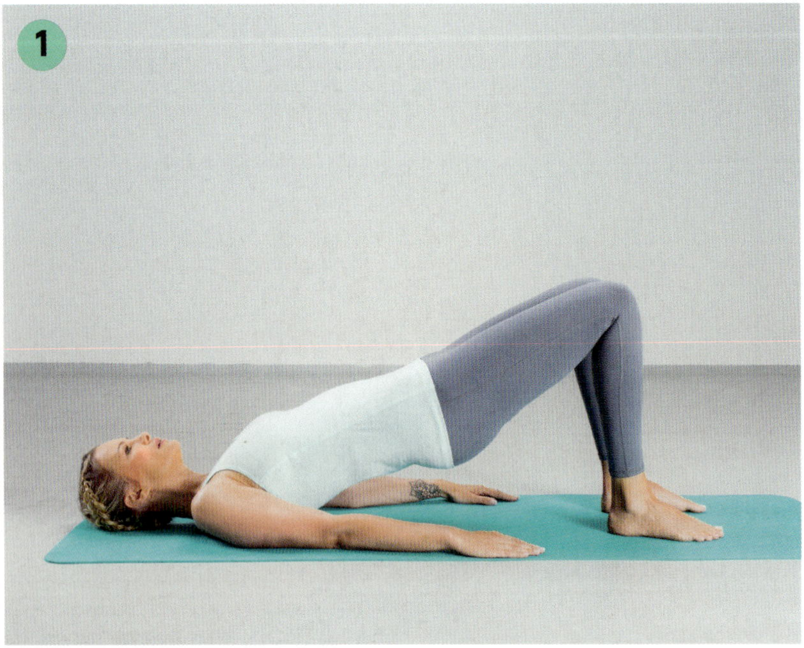

AUSGANGSPOSITION
Rückenlage **neutrale Stellung.** Beine sind gebeugt und hüftbreit geöffnet. Arme liegen seitlich neben dem Körper. Becken heben, bis Knie, Hüfte und Schultern in einer schiefen Ebene liegen. 1

EINATMEN
Gewicht auf den linken Fuß verlagern, rechten Fuß heben und das Knie zur Brust ziehen. Dann Bein Richtung Decke strecken, Fuß **point.** 2

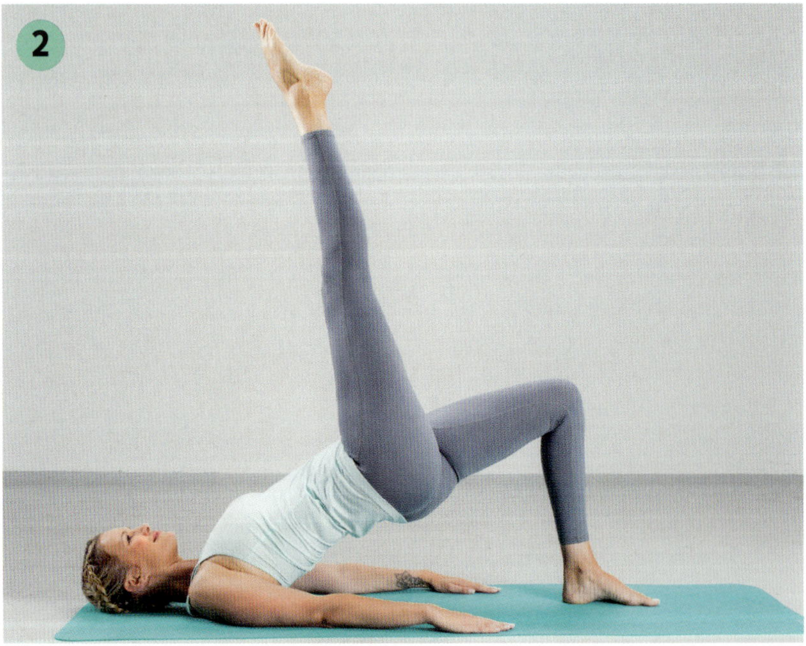

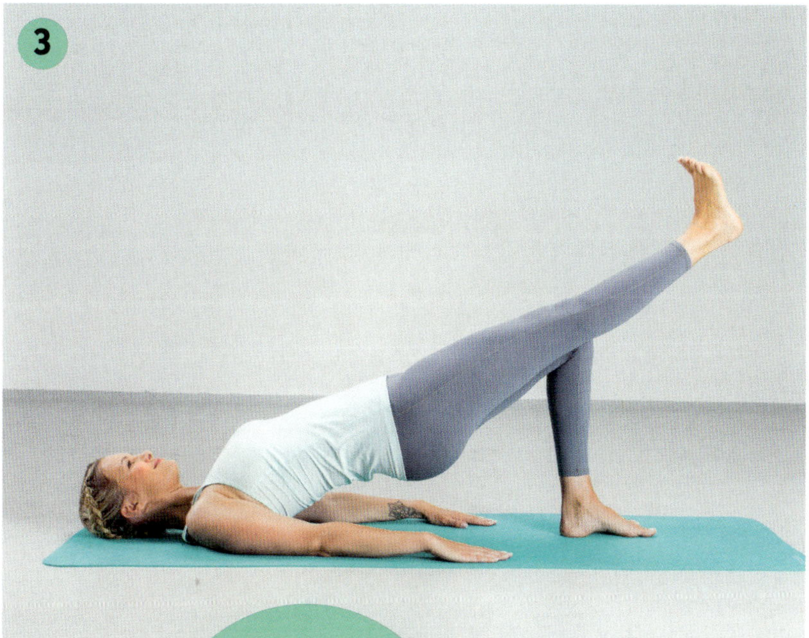

VISUALISIERUNG
Rücken und Beine bilden eine Brücke, unter der ein großes Schiff hindurchfahren möchte. Mit dem Fuß zeichnest du einen Regenbogen.

AUSATMEN
Rechtes Bein gestreckt Richtung Matte sinken lassen, Fuß dabei **flexen.** Bein nur so weit senken, dass der Rumpf stabil und das Becken ruhig gehalten werden kann. 3

EINATMEN
Bein wieder heben, Fuß **pointen.**

AUSATMEN
Bein Richtung Matte senken, Fuß **flexen.** Heben und senken noch 2-mal wiederholen, beim letzten Senken das Knie Richtung Brust ziehen, den Fuß auf der Matte abstellen, Becken senken. Nach 5 Wiederholungen kurze Pause und Seitenwechsel.

MONIS **TIPP**

Auch wenn der Fuß geflext ist, sollte das Bein für eine gute Dehnung trotzdem lang bleiben. Die Ferse drückt weg vom Körper, so als würde jemand am Fuß ziehen.

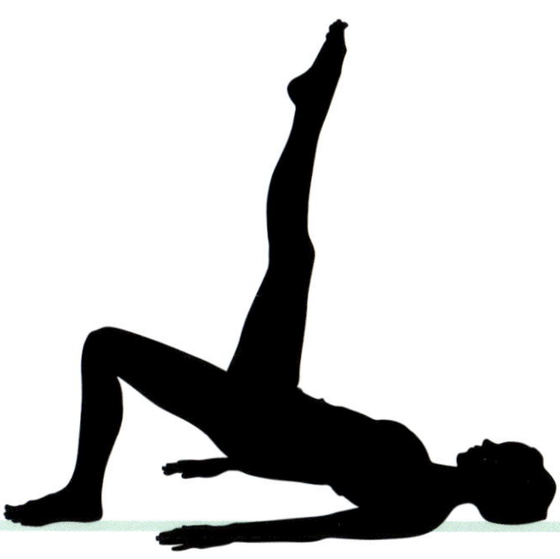

SIDE KICKS | **5 WIEDERHOLUNGEN PRO SEITE**

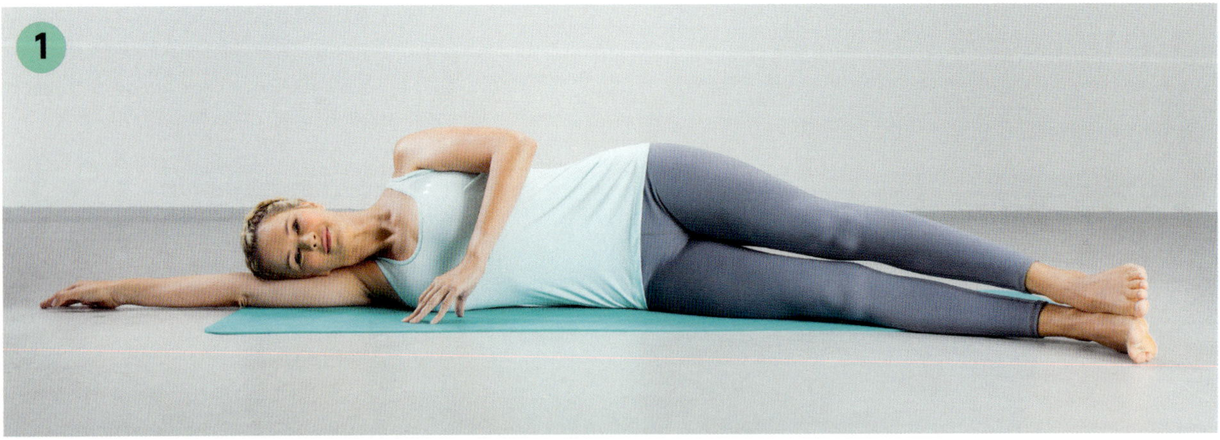

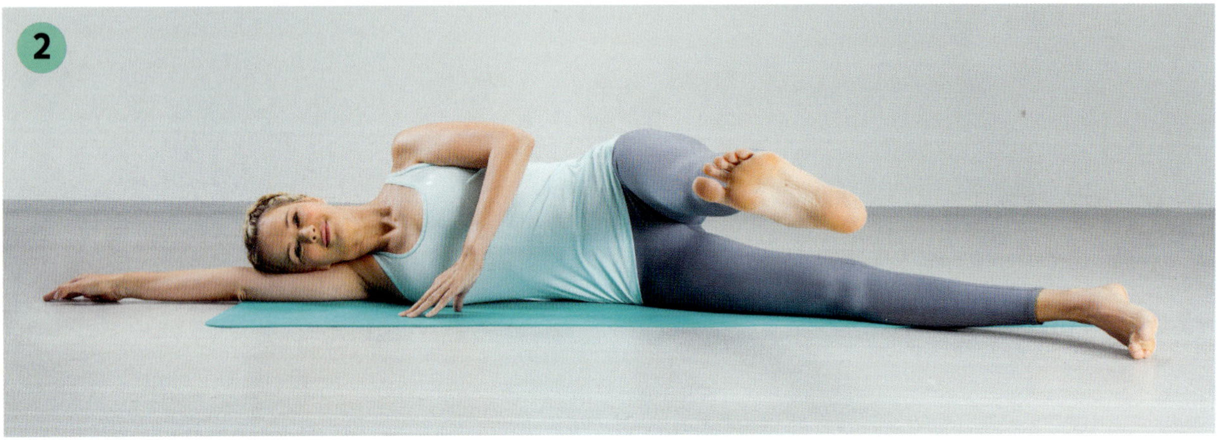

AUSGANGSPOSITION

Seitlage. Unteren, rechten Arm gestreckt, Handfläche zeigt zum Boden. Ohr auf Oberarm ablegen. Linken Arm vor dem Oberkörper aufstützen. Beide Beine sind im 45-Grad-Winkel nach vorne gestreckt. Füße **flex.** Linkes Bein auf Hüfthöhe anheben. (1)

EINATMEN

Linkes Bein 2-mal nach vorne kicken. Hüfte und Oberkörper bleiben dabei ruhig und stabil. (2)

VISUALISIERUNG

Unter deinem Taillentunnel kann eine kleine Maus hindurchschlüpfen.

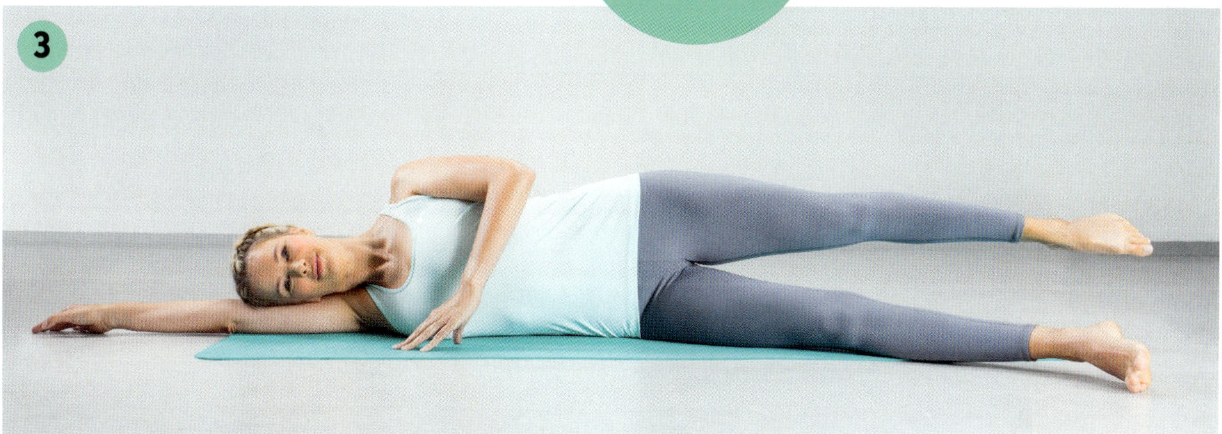

AUSATMEN
Linkes Bein nach hinten ziehen. Fuß zu **point.** 3

VARIANTE

Um dich zu steigern, hebe den Stabilisationsarm leicht an und stütze dich nur noch auf 2 Fingern auf. Achte darauf, dass Rumpf und Becken stabil bleiben. Wenn das gut klappt, kannst du die Hand vom Boden lösen und seitlich auf die Hüfte legen. Denke daran, die Stabilität kommt aus dem Bauch! A

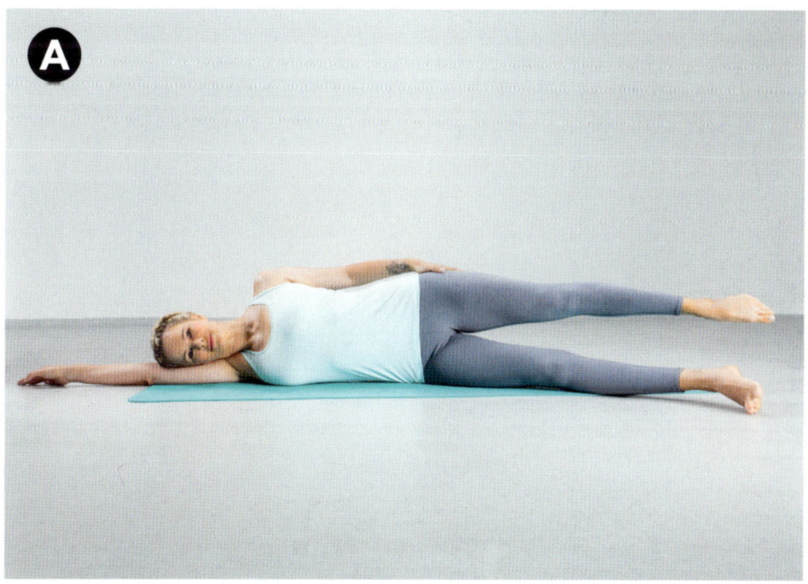

LEG PULL DOWN | **5 WIEDERHOLUNGEN PRO SEITE**

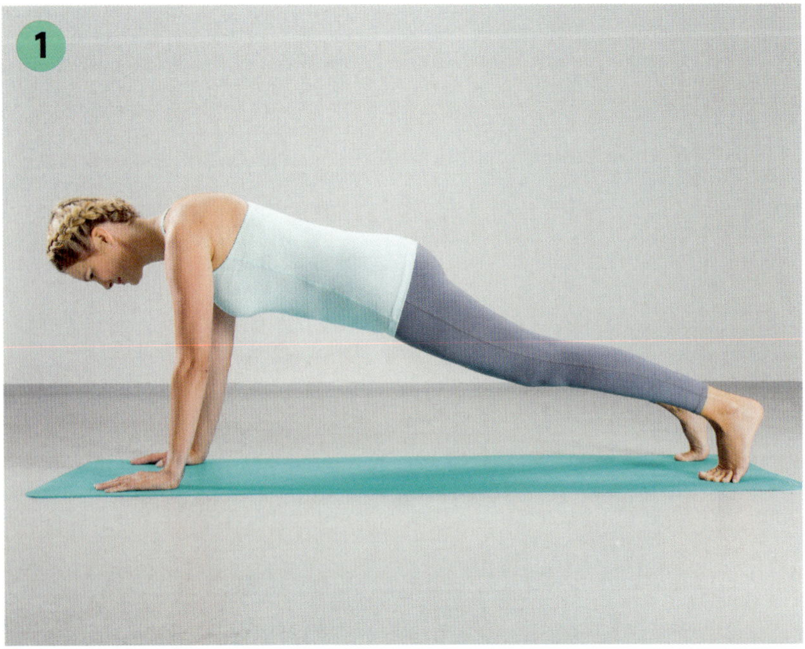

▸ AUSGANGSPOSITION
Liegestützposition. Hände stehen unter den Schultern. Beine sind gestreckt und geschlossen. Kraftgürtel aufbauen. (1)

▸ EINATMEN
Rechtes Bein in **flex** heben. (2)

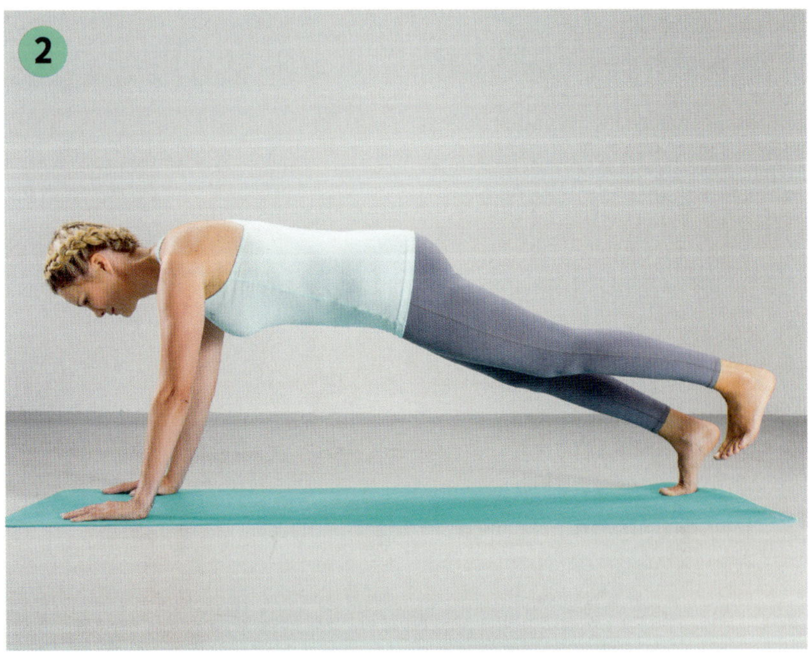

VISUALISIERUNG

Du hast ein Tablett mit Champagnergläsern auf dem Rücken, das nicht herunterfallen darf.

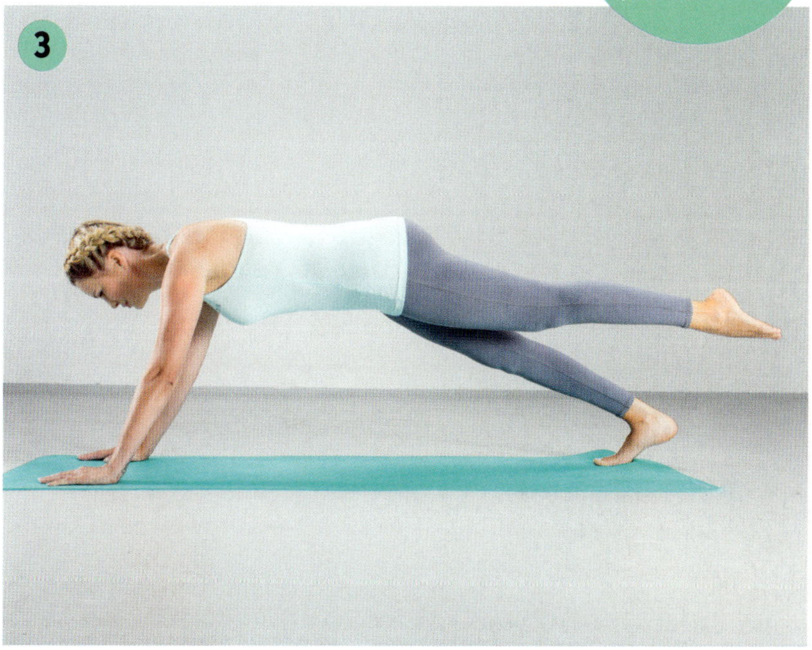

3

- Fuß zu **point.** Kraftgürtel bleibt aktiv. Blick geht zum Boden. 3

AUSATMEN

Linke Ferse 2-mal nach hinten dehnen und wieder lösen. Der Körper bleibt in einer Linie. Rechten Fuß wieder absetzen. Nach 5 Wiederholungen Seitenwechsel. 4

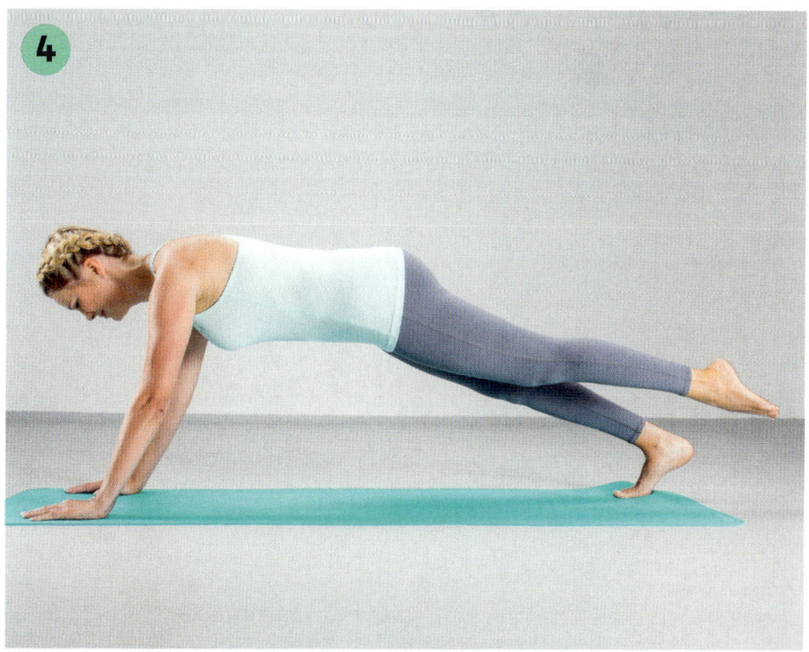

4

SWIMMING | 5–8 WIEDERHOLUNGEN

VISUALISIERUNG
Unter deinem Bauch liegt ein sehr kleines Igelbaby. Mit den Armen und Beinen platscht du ins Wasser. Auch hier kommt es vor allem auf die Länge des Körpers an, nicht darauf, wie hoch du kommst.

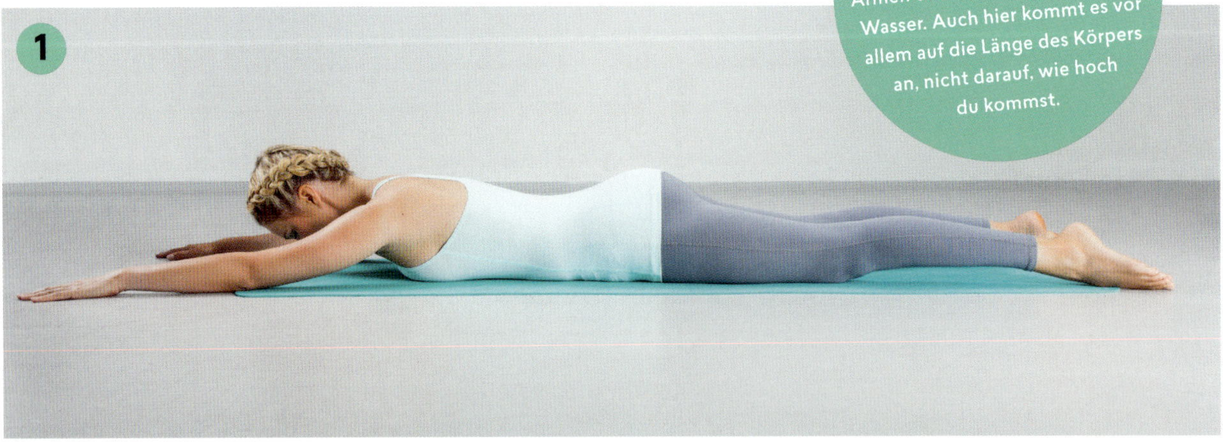

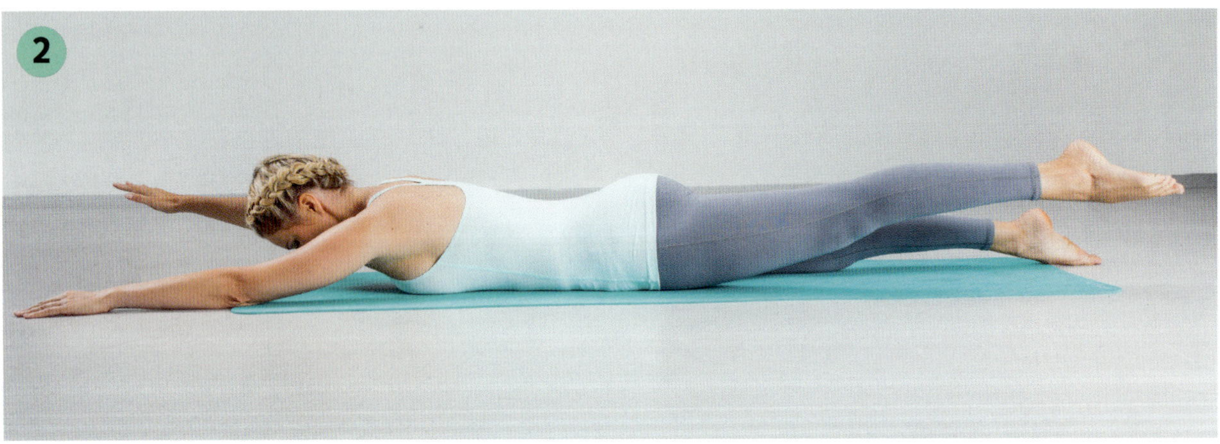

AUSGANGSPOSITION

Bauchlage, beide Arme über den Kopf strecken, Handflächen zeigen nach unten. Die gestreckten Beine liegen hüftbreit geöffnet auf dem Boden, die Fußrücken berühren die Matte. Kopf ist leicht gehoben, die Nasenspitze schwebt über der Matte. Die Schulterblätter ziehen nach innen und unten. Den Bauchnabel nach innen ziehen. Arme und Beine lang machen und anspannen. (1)

EINATMEN

Für die Schwimmbewegungen das linke Bein und den rechten Arm heben, rechtes Bein und linker Arm bleiben auf der Matte. Anschließend rechtes Bein und linken Arm heben, linkes Bein und rechten Arm zur Matte senken. 5-mal im Wechsel wiederholen. (2)

AUSATMEN

Den Wechsel weitere 5-mal wiederholen. Nach insgesamt 5–8 Wiederholungen einatmend nochmal beide Arme und beide Beine anheben und lang strecken, ausatmend wieder zurück in die Ausgangsposition gehen. Vor dem Übergang zum Cool-down Übung **Shell stretch** (siehe S. 25).

VARIANTE

▸ Wenn du dich bei dieser Übung sicher fühlst, kannst du mit folgender Variante die Intensität steigern:

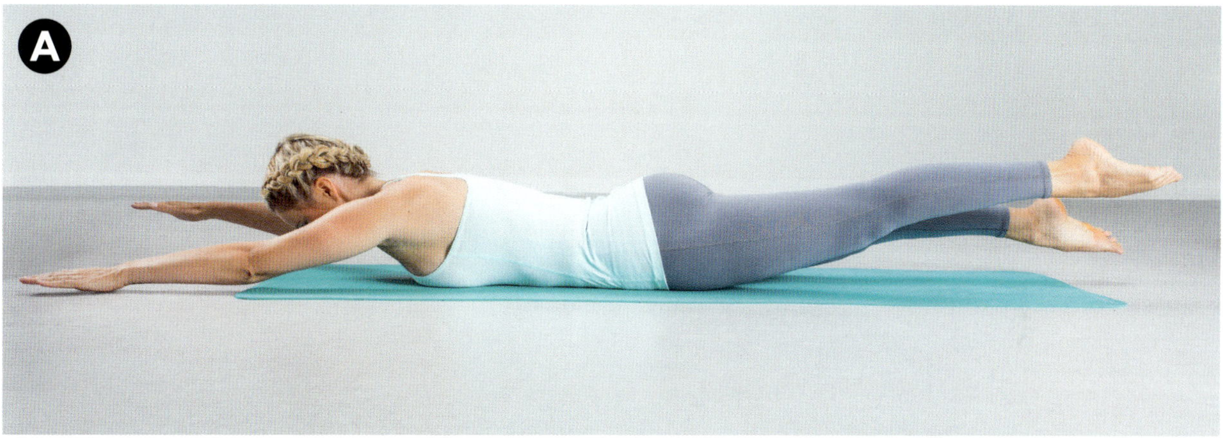

▸ Hebe beide Arme und beide Beine. Dann hebst du das rechte Bein und den linken Arm noch etwas weiter und senkst linkes Bein und rechten Arm. Anschließend Seitenwechsel. Dadurch entsteht eine Paddelbewegung. (A)

MONIS **TIPP**

Stell dir vor, dass jemand deine Arme lang zieht. Die Schultern gehen dabei NICHT mit nach vorne, sondern ziehen weg von den Ohren. Die Ellenbogen sind durchgestreckt.

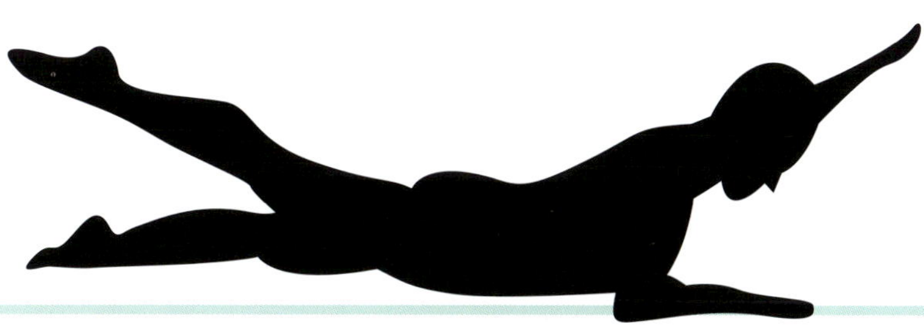

RÜCKEN-
GLÜCK

Es wird nicht leichter, du wirst besser!

Da wir fast alle viel zu viel sitzen und uns zu wenig bewegen, ist es besonders wichtig, unseren Rücken zu stärken. Dadurch können die meisten der vielen Rückenschmerzen vermieden oder gelindert werden. Doch auch für eine gute, aufrechte und natürliche Haltung ist ein starker Rücken notwendig. Und eine gute, selbstbewusste Haltung ist entscheidend für eine positive Ausstrahlung.

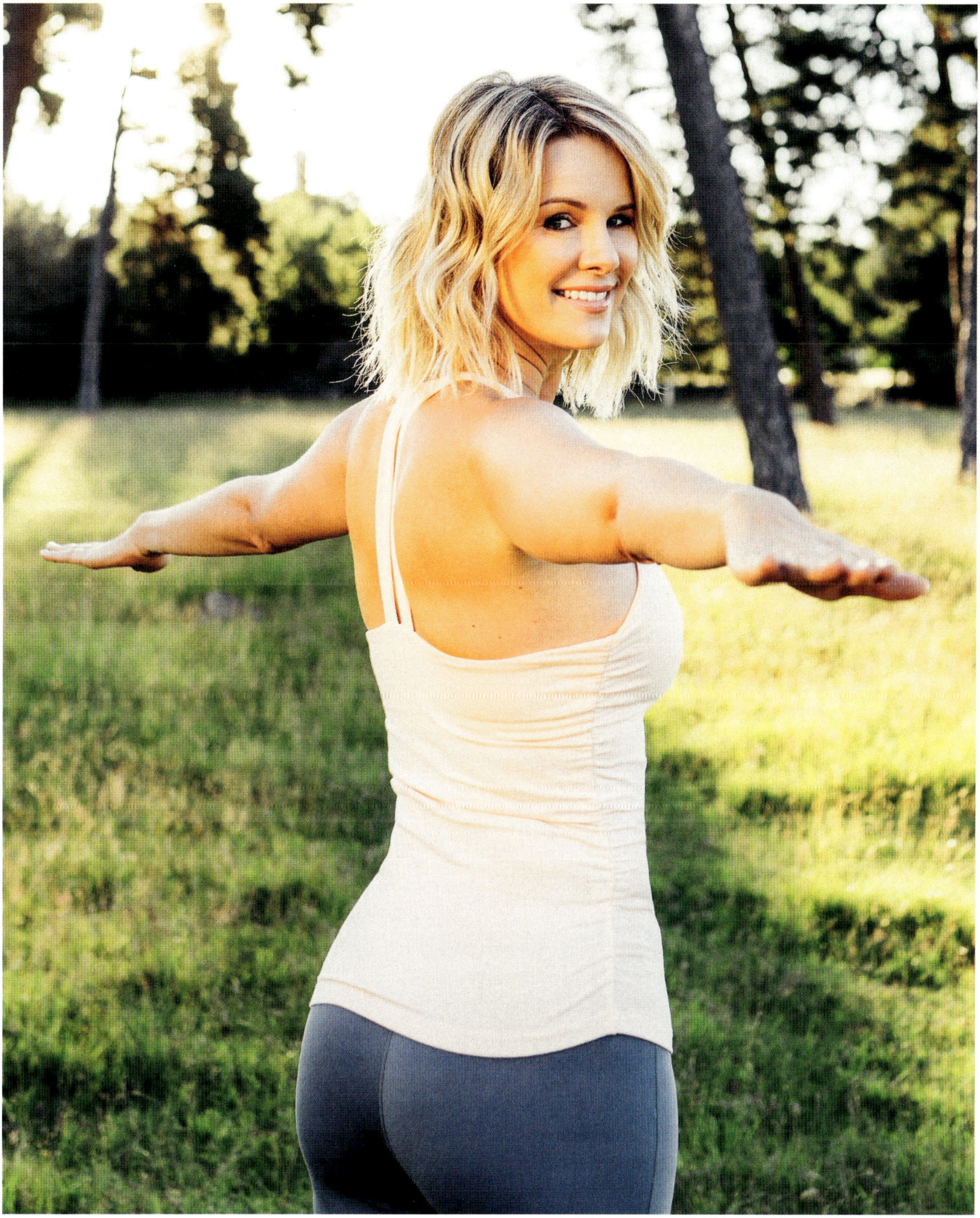

SPINE STRETCH | **5–8 WIEDERHOLUNGEN**

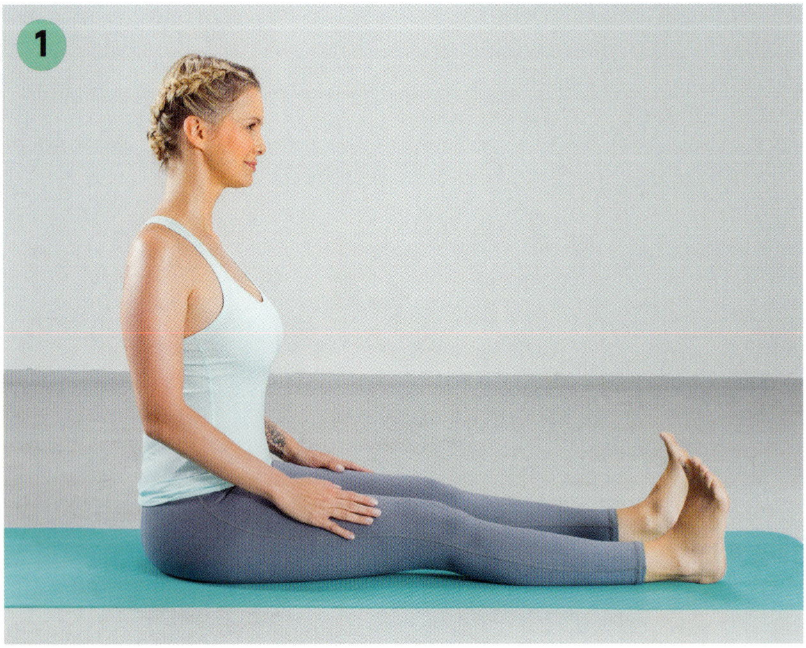

AUSGANGSPOSITION
Aufrechter Sitz, Beine schulterbreit geöffnet und nach vorne gestreckt. Füße **flex.** Hände liegen entspannt auf den Oberschenkeln. Blick geht nach vorne. 1

MONIS **TIPP**

Die Beine liegen fest auf dem Boden, schiebe sie dennoch lang nach vorne! Der Sitz ist aufrecht, die Wirbelsäule gerade – stelle dir vor, es zieht dich jemand am Scheitel nach oben.

EINATMEN
Über die Wirbelsäule nach oben aufrichten.

AUSATMEN
Wirbel für Wirbel nach unten abrollen. Hände rutschen dabei auf den Oberschenkeln nach vorne Richtung Knie. Blick geht zu den Oberschenkeln. 2

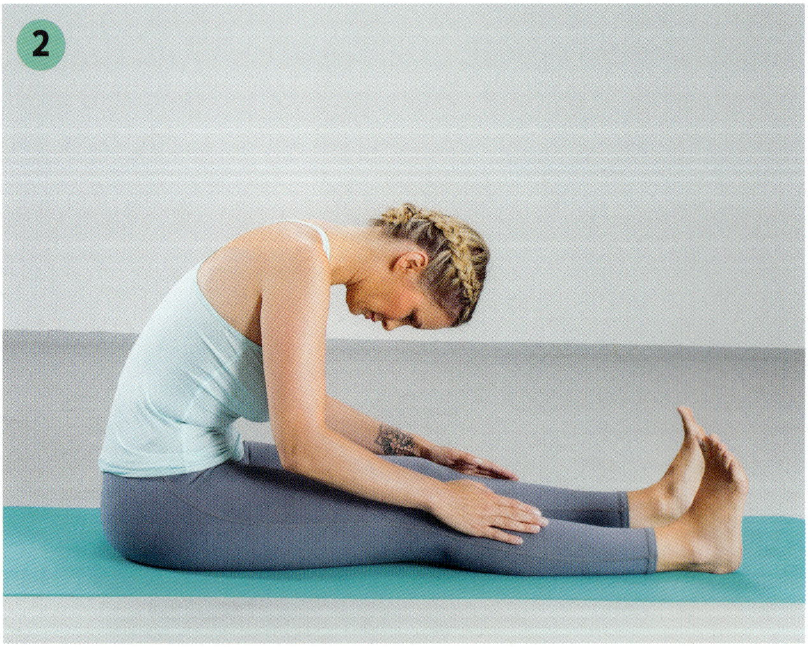

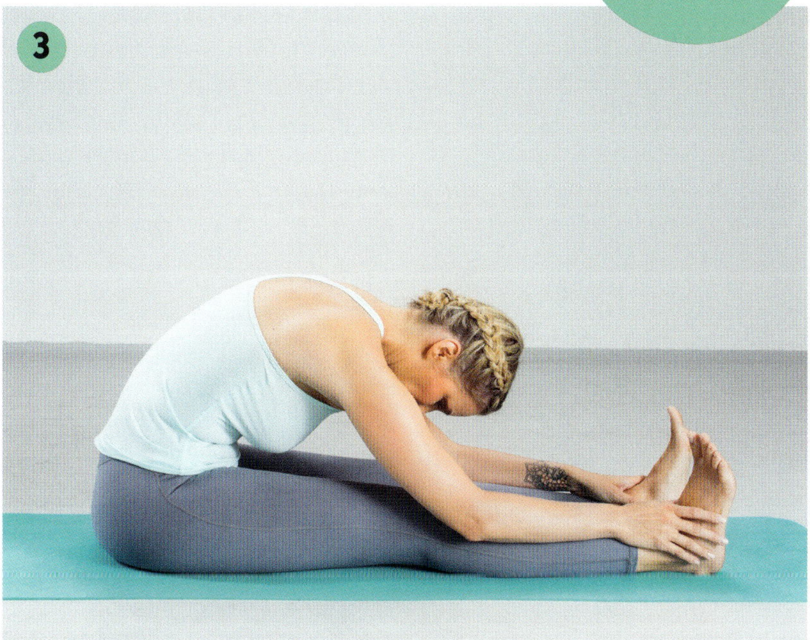

VISUALISIERUNG
Unter deinem Bauch liegt ein Ball, über den du dich beugst. Du bleibst rund.

EINATMEN
Weiter nach vorne beugen, die Hände gleiten weiter bis zu den Füßen. Spüre die Dehnung im Rücken. 3

AUSATMEN
Wirbel für Wirbel wieder nach oben in die Ausgangsposition kommen.

MONIS **TIPP**

Wenn du die Arme zu Beginn auf Schulterhöhe nach vorne streckst und erst am Ende der Vorbeuge nach den Füßen greifst, kannst du die Übung noch etwas intensivieren.

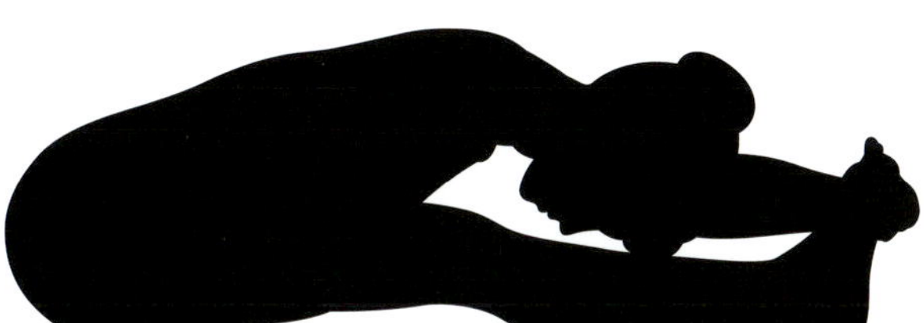

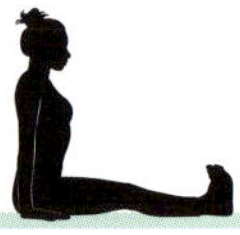

SAW | 5 WIEDERHOLUNGEN PRO SEITE

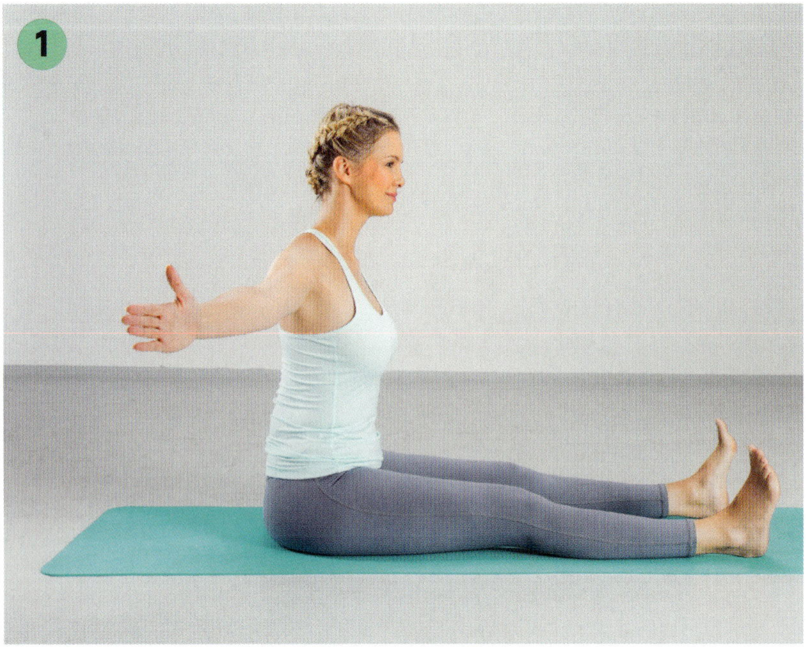

AUSGANGSPOSITION
Aufrechter Sitz, Beine gestreckt und schulterbreit geöffnet. Füße **flex.** Taillengurt anspannen. Arme auf Schulterhöhe seitlich strecken, Handflächen zeigen nach vorne. 1

EINATMEN
Wirbelsäule verlängern, Sitzbeinknochen und Fersen in die Matte drücken. Nach rechts drehen, Oberkörper bleibt aufgerichtet, Arme bilden eine Linie und ziehen zu den Seiten. 2

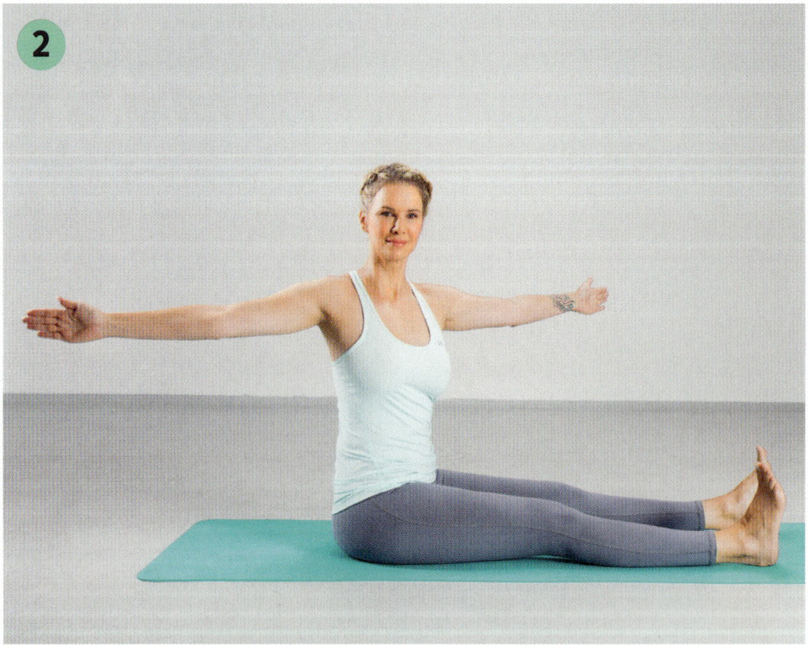

VISUALISIERUNG

Die Hand ist in Gedanken eine Säge, die am Fuß vorbeisägt.

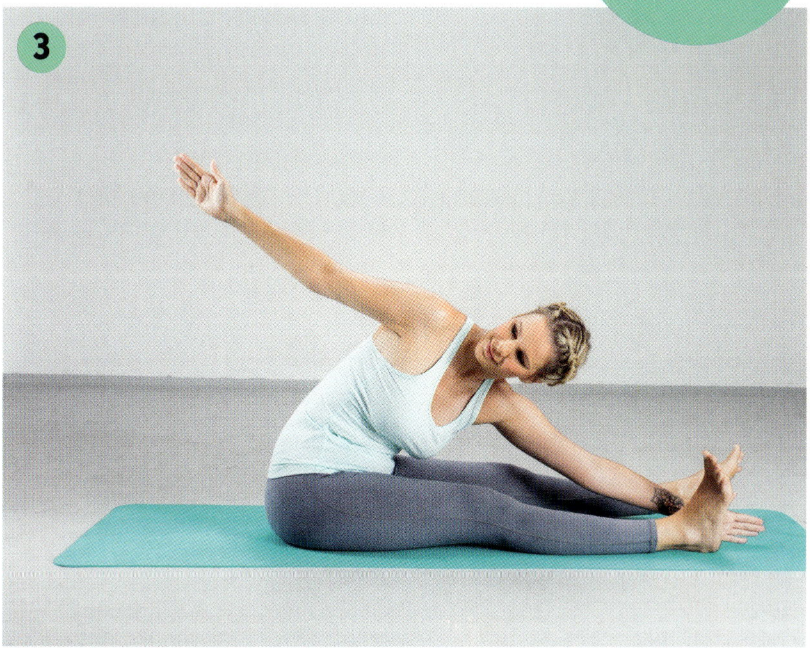

AUSATMEN

Oberkörper nach vorne beugen, dabei zielt der linke kleine Finger zum rechten kleinen Zeh. Rechten Arm nach hinten ziehen und nach innen drehen. Arme ziehen auseinander. Blick folgt der rechten Hand. 3

EINATMEN

Mit der Kraft aus dem Bauch den Oberkörper kontrolliert, Wirbel für Wirbel, wieder in die gedrehte Sitzposition bringen.

AUSATMEN

Oberkörper wieder zurück in die Ausgangsposition zur Mitte drehen.

MONIS **TIPP**

Die Drehung beginnt ganz bewusst aus dem Bauch heraus, so als würdest du ein Tuch auswringen. Wie ein Schraubstock dreht sich der Bauch, erst danach fangen die Arme an zu „sägen“.

SPINE TWIST | 5 WIEDERHOLUNGEN PRO SEITE

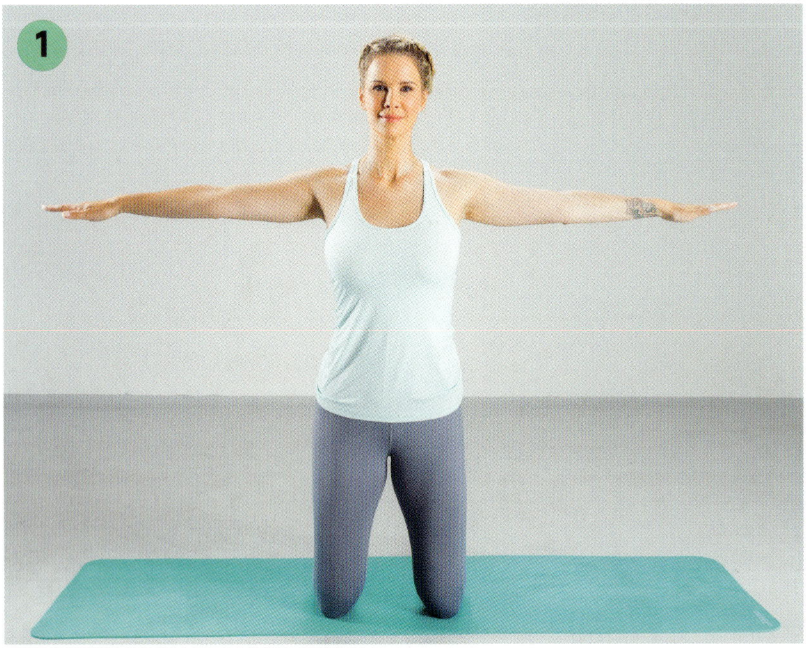

AUSGANGSPOSITION
Kniestand, Unterschenkel parallel auf der Matte. Füße aufgestellt. Arme auf Schulterhöhe seitlich strecken. Über die Finger in die Länge ziehen. Handflächen zeigen nach unten. 1

EINATMEN
Den Körper über die Wirbelsäule und den Scheitel nach oben strecken, Brustbein hebt sich.

AUSATMEN
Oberkörper und Kopf aus der Körpermitte nach rechts drehen, der Blick geht über die rechte Hand. 2

EINATMEN
Oberkörper und Kopf wieder in die Mitte drehen. Blick geht wieder nach vorne. Wiederholung nach links.

VISUALISIERUNG
Dein Oberkörper dreht sich wie ein Schraubstock, die Arme sind hinter dem Körper mit einem Stock verbunden. Beine, Po und Becken sind einzementiert.

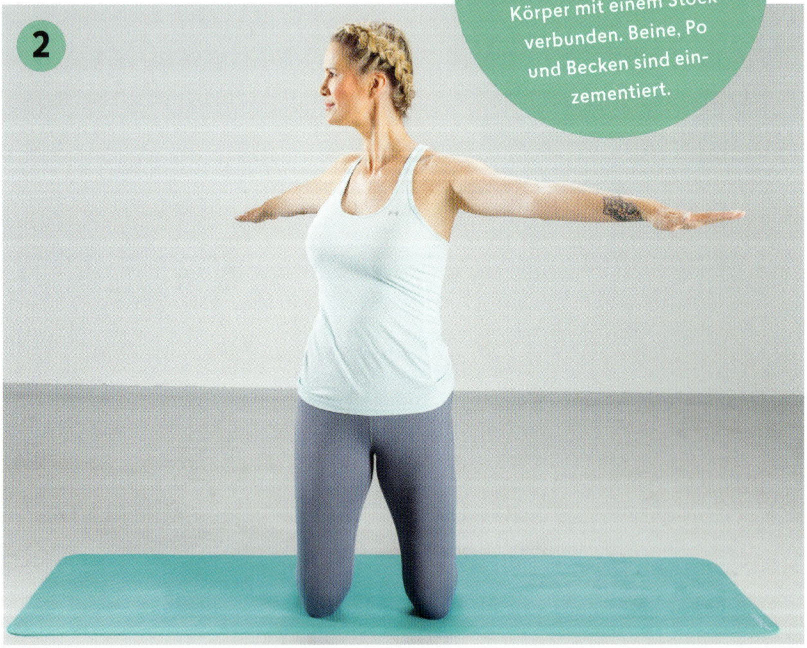

VARIANTE

Um die Übung etwas zu intensivieren, bietet sich diese Version an:

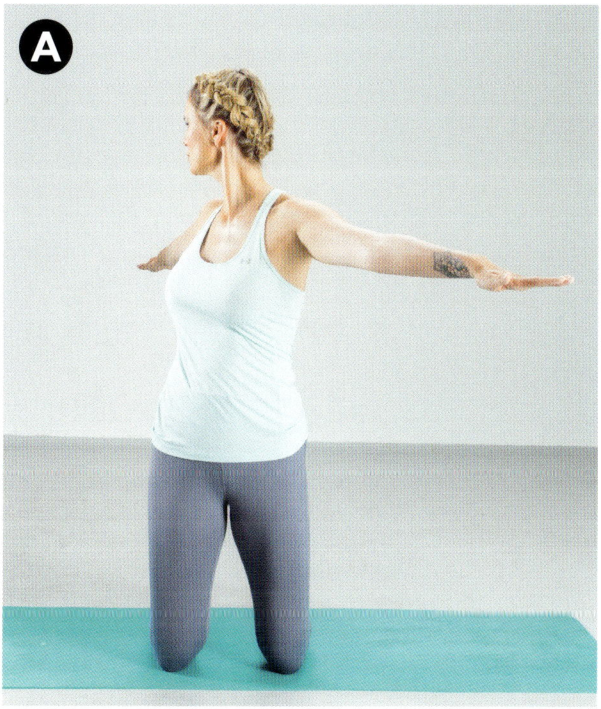

▸ Nach hinten gedreht einatmen und mit dem nächsten Ausatmen noch mal ein kleines Stück weiter nach hinten drehen. Einatmend wieder ganz nach vorne in die Ausgangsposition kommen. Auch in die andere Richtung ausatmend noch mal weiter nach hinten drehen. (A)

MONIS TIPP

Wenn du Probleme mit den Knien hast und die Übung schmerzhaft ist, kannst du die Übung auch stehend oder sitzend machen. Oder du rollst deine Matte von einer Seite etwas ein und kniest dich darauf.

Die Hüftknochen zeigen während der ganzen Übung nach vorne wie zwei Taschenlampenlichter, die nach vorne strahlen. Kontrolliere während der Übung immer wieder bewusst, wie deine Hüfte steht. Die Drehung beginnt erst im Bauch.

ROLL OVER | **5–8 WIEDERHOLUNGEN**

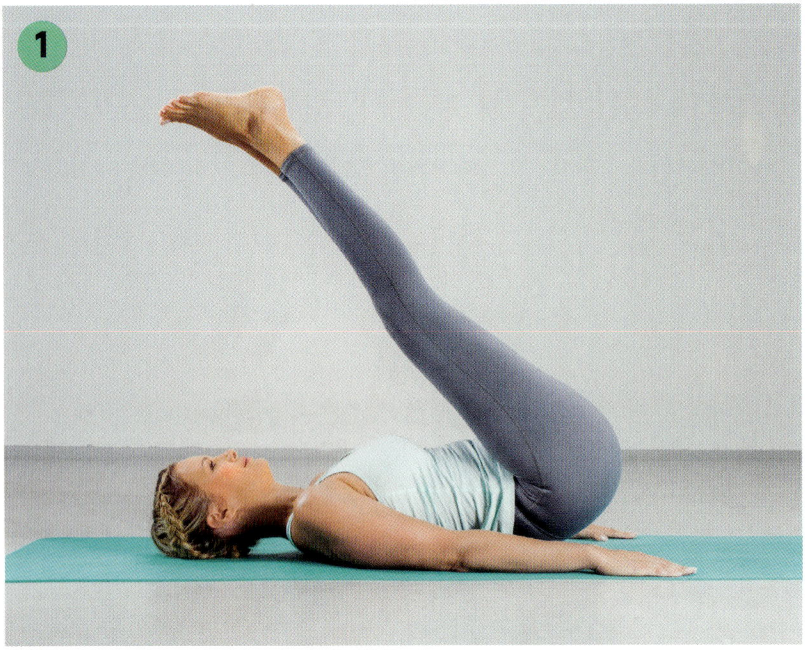

AUSGANGSPOSITION

Rückenlage. Einatmen **imprint.** Ausatmend Beine etwa 90 Grad nach oben strecken. Füße **point.** Arme liegen neben dem Körper, Handflächen zeigen zur Matte.

EINATMEN

Beine nach oben und Richtung Kopf ziehen, dabei hebt sich das Steißbein von der Matte. (1)

AUSATMEN

Mithilfe der Bauchmuskulatur den Rücken Wirbel für Wirbel von der Matte heben. Beine über den Kopf bringen, parallel zur Matte. Füße **point.**

Beine schulterbreit öffnen und wenn möglich die Zehen zur Matte bringen. (2)

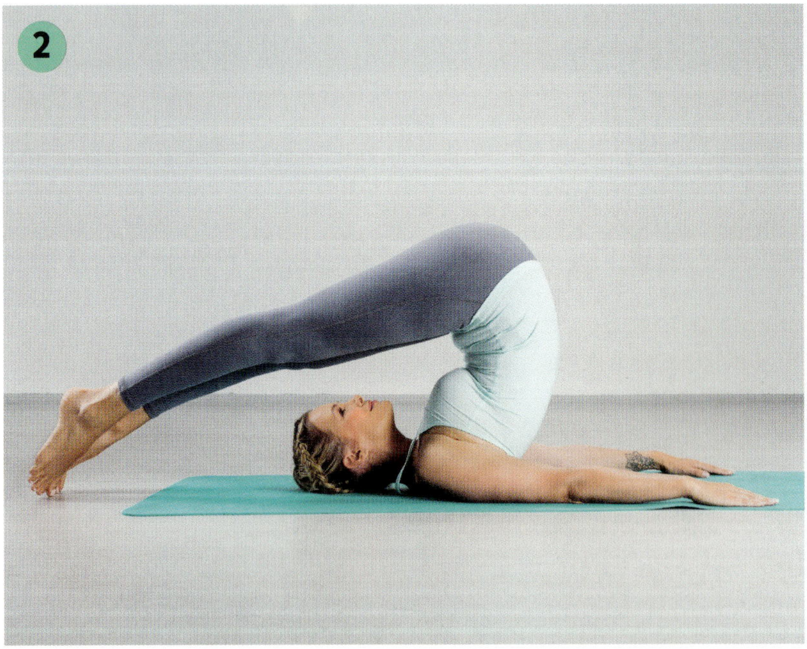

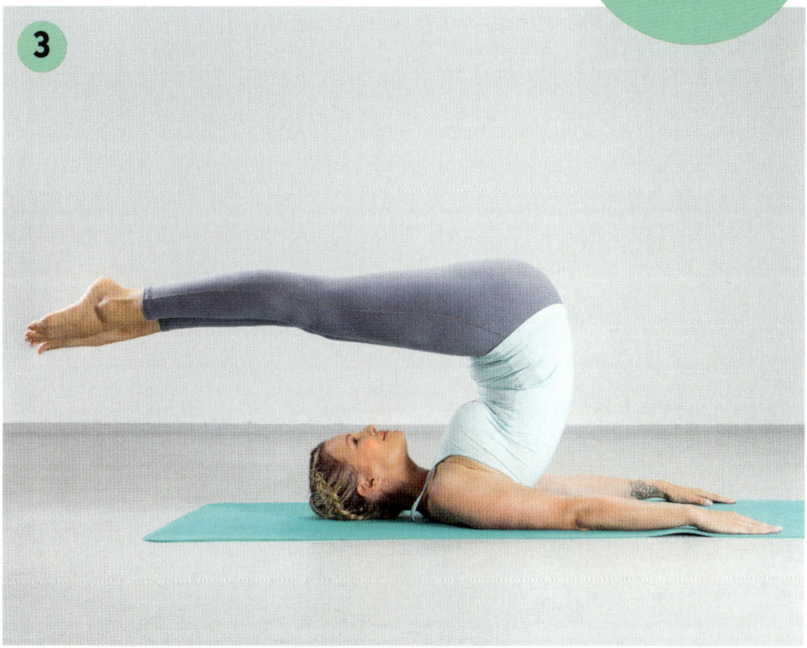

VISUALISIERUNG

Deine Arme sind während der ganzen Übung am Boden festgeklebt.

EINATMEN

Beine wieder anheben. 3

AUSATMEN

Rücken Wirbel für Wirbel ganz langsam und kontrolliert wieder auf der Matte abrollen, bis die Beine wieder im 45-Grad-Winkel zur Matte sind. Beine schließen.

HINWEIS

Versuche den 45-Grad-Winkel nur dann zu halten, wenn du dies im **imprint** kannst. Sonst halte die Übung mit 90-Grad-Winkel.

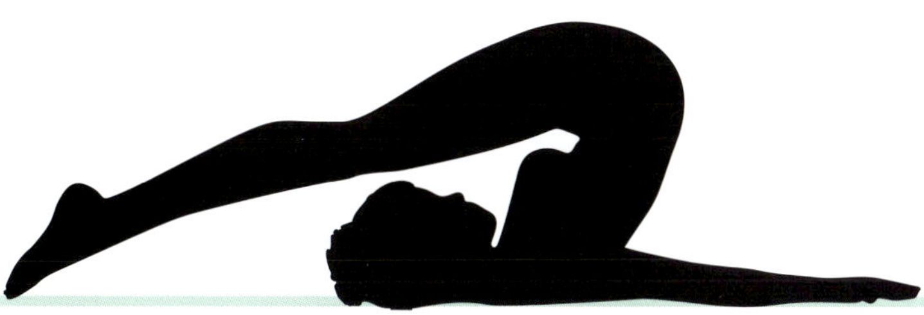

FLOW 2 RÜCKEN-GLÜCK

VISUALISIERUNG
Auch beim Senken des Kinns hat immer noch eine Faust Platz zwischen Kinn und Hals, sonst wäre der Nacken überstreckt.

NECK ROLL | **5–8 WIEDERHOLUNGEN**

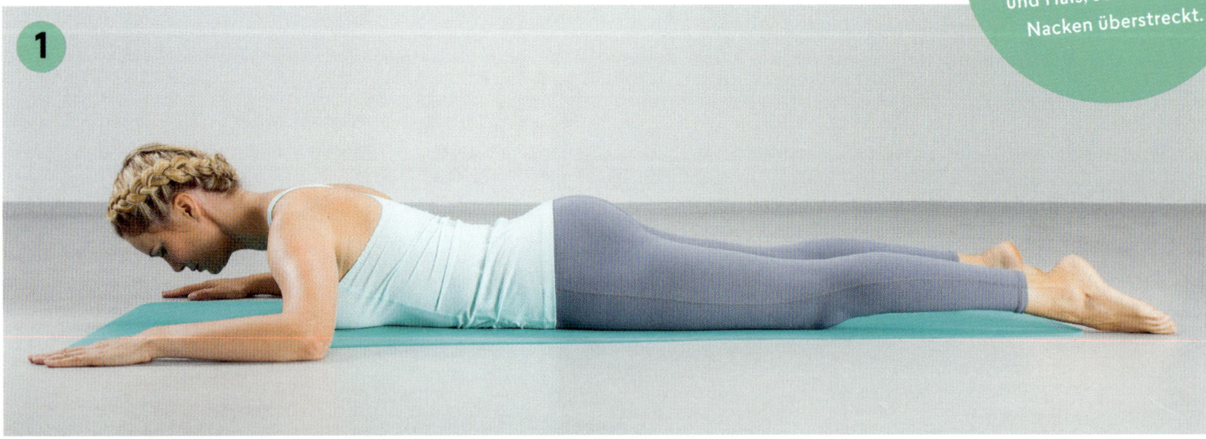

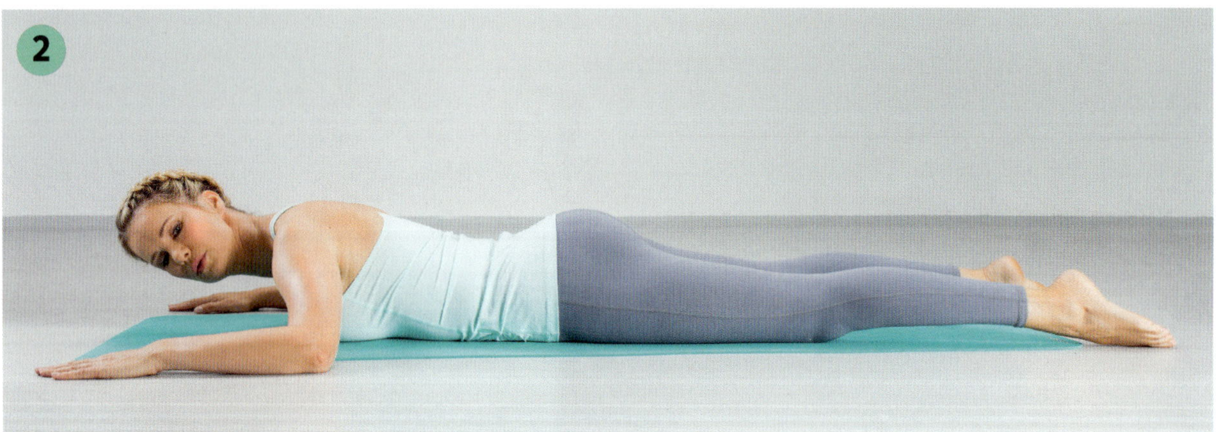

▸ AUSGANGSPOSITION
Bauchlage, Beine gestreckt und schulterbreit geöffnet, Fußrücken liegen auf der Matte. Oberkörper anheben, Unterarme und Handflächen liegen auf der Matte, Ellenbogen liegen angewinkelt auf Höhe der Schultern (Kaktus-Arme). Blick geht zwischen die Hände zur Matte. 1

▸ EINATMEN
Kopf nach links drehen, Blick geht über die linke Schulter. 2

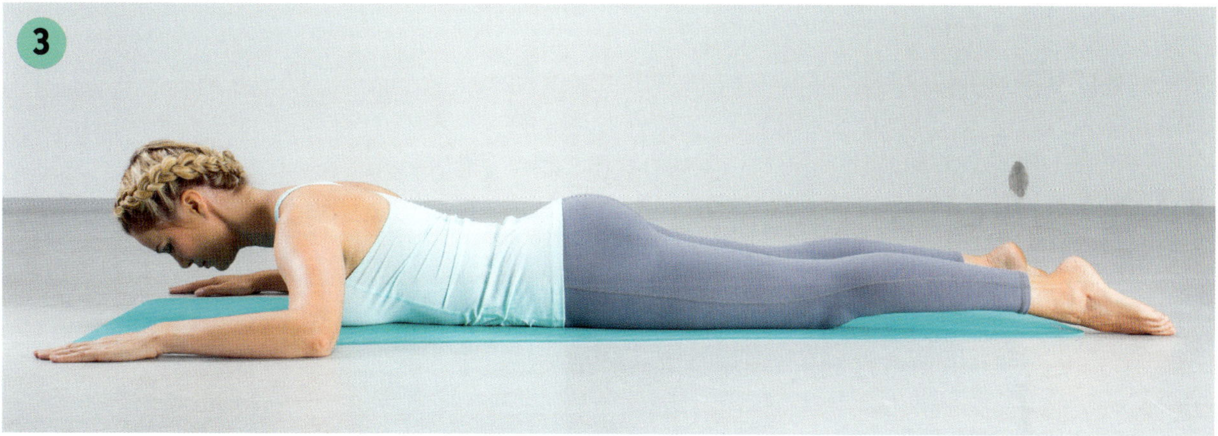

AUSATMEN
Kopf zur Mitte senken. Kinn geht zur Brust, Blick Richtung Matte. 3

EINATMEN
Kopf nach links drehen, Blick geht über die linke Schulter.

AUSATMEN
Kopf in die Mitte zurück in die Ausgangsposition drehen. Die nächste Runde in die andere Richtung drehend beginnen.

Vor dem Übergang zur nächsten Übung **Shell stretch** (siehe S. 25).

MONIS **TIPP**

Achte darauf, den Nacken lang zu ziehen. Er ist parallel zur Matte. Die Nasenspitze zeigt zum Boden, die Schultern sind wie ein V zum Po gezogen.

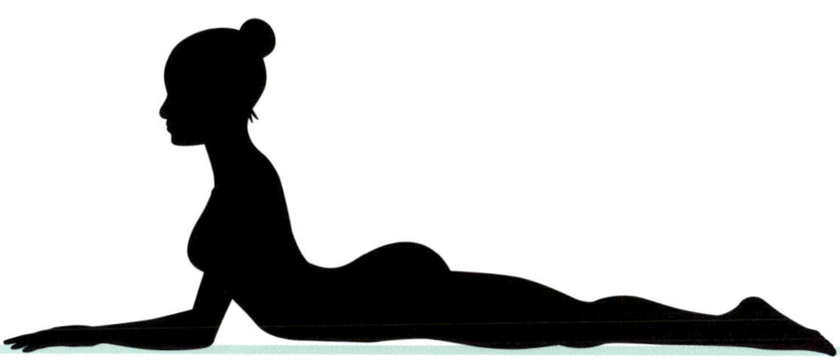

FLOW 2 RÜCKEN-GLÜCK

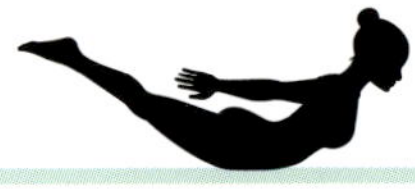

VISUALISIERUNG
Halte deinen Kopf und deine Brust stolz wie ein Schwan.

SWAN | **5-8 WIEDERHOLUNGEN**

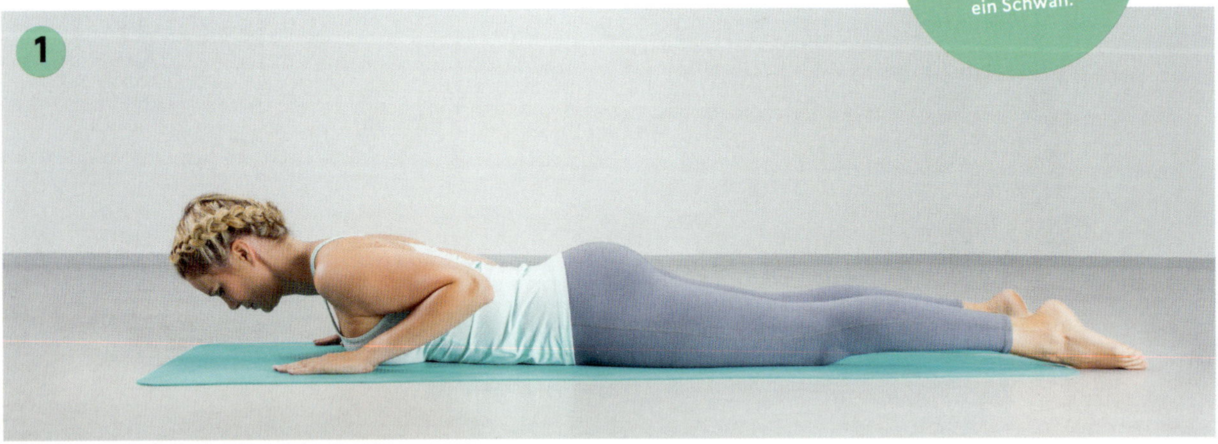

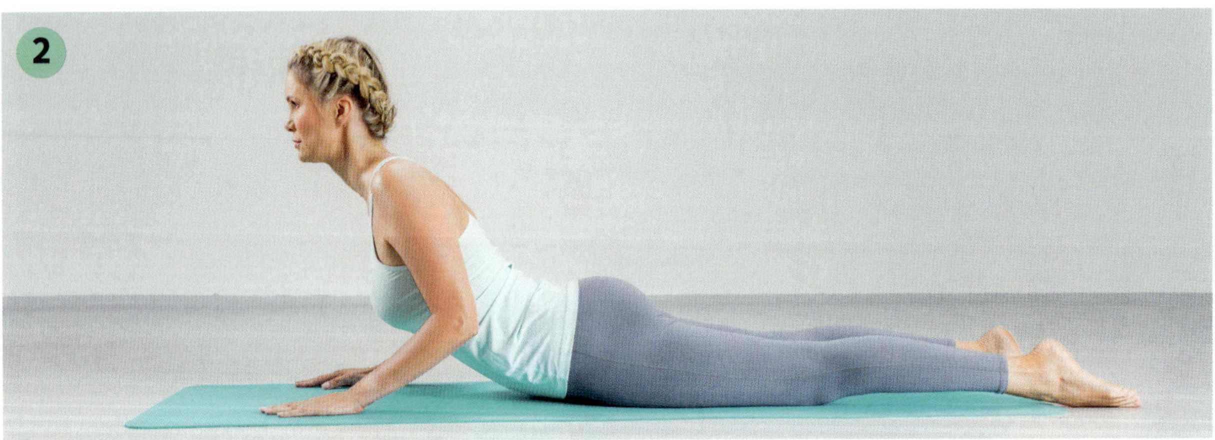

▸ AUSGANGSPOSITION
Bauchlage. Beine gestreckt, schulterbreit geöffnet, Fußrücken liegen auf der Matte. Hände liegen unter den Schultern, Ellenbogen eng am Körper halten, Handflächen auf der Matte. 1

▸ EINATMEN
Hände in die Matte drücken, Kopf, Schultern und Oberkörper heben. Schulterblätter leicht nach hinten ziehen, Rücken lang machen. 2

▸ AUSATMEN
Oberkörper, Schultern und Kopf kontrolliert wieder zur Matte absenken.

Vor dem Übergang zur nächsten Übung **Shell stretch** (siehe S. 25).

VARIANTE

Für alle, die nicht genug kriegen können, probiert mal diese Varianten aus!

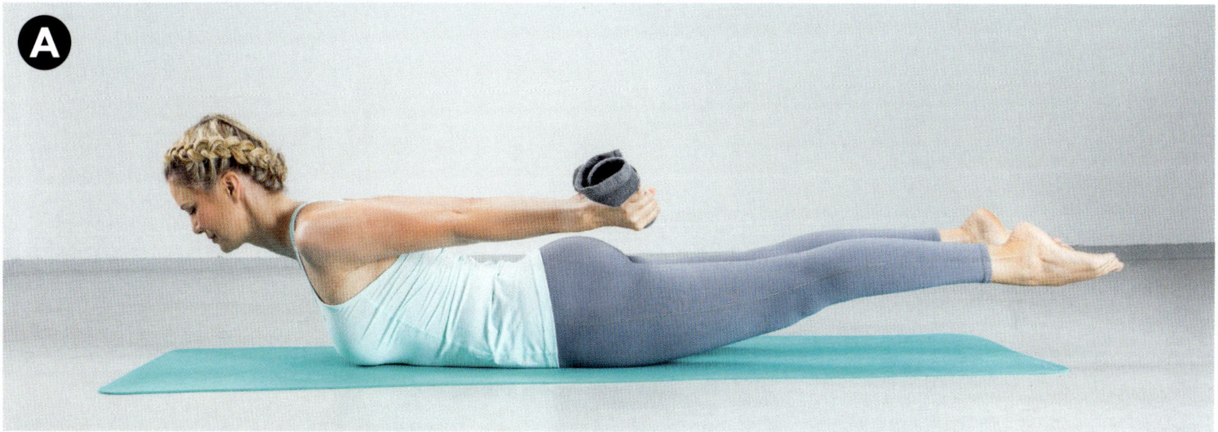

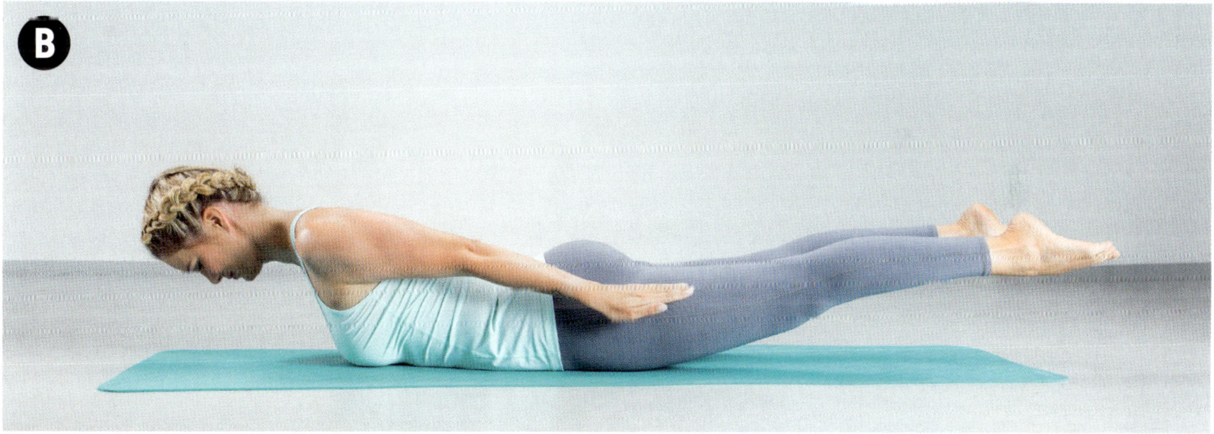

- Du willst mehr? Nimm dir ein Handtuch zur Hilfe, das du mit beiden Händen hinter deinem Rücken greifst. Hebe gleichzeitig den Oberkörper und die Beine an. (A)

- Ganz Mutige können die Übung auch ohne Handtuch durchführen. (B)

MONIS **TIPP**

Nicht die Arme, sondern die Kraft aus dem Bauch bestimmt, wie weit du nach oben kommst. Denn sonst geht die Übung auf den Rücken. Nicht die Höhe ist entscheidend, sondern die sorgfältige, kontrollierte Ausführung.

BAUCH **FREI**

Nichts ist unmöglich!

Gut trainierte Bauchmuskeln geben uns eine stabile Mitte, nicht nur körperlich, sondern auch psychisch. Wir gehen so mit einer ganz anderen Haltung und Ausgeglichenheit durchs Leben. Außerdem ist der Bauch der beste Freund des Rückens. Er unterstützt ihn bei seiner Arbeit und hilft so Rückenschmerzen entgegenzuwirken. Versuche die Bauchmuskeln deshalb so oft wie möglich im Alltag anzuspannen.

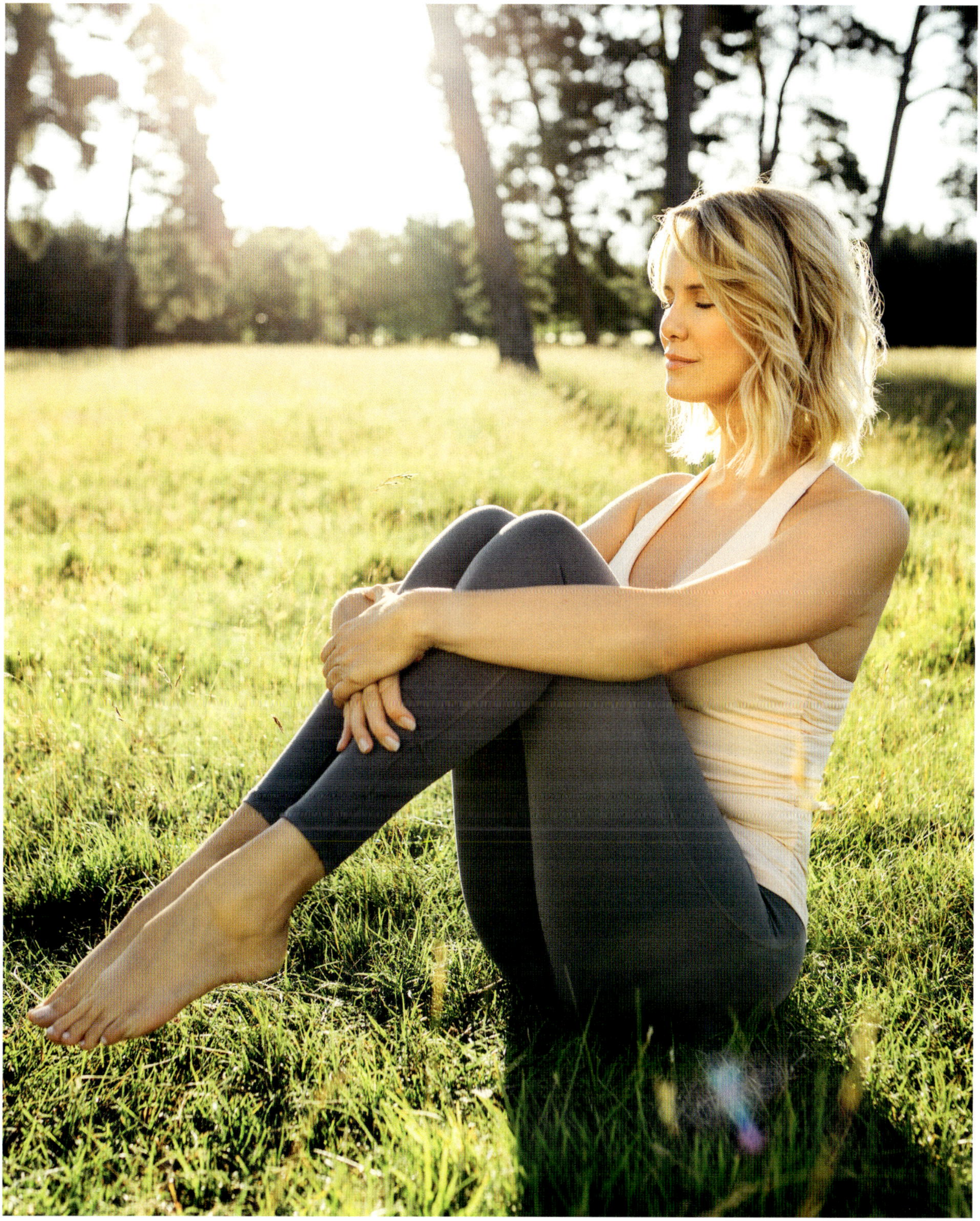

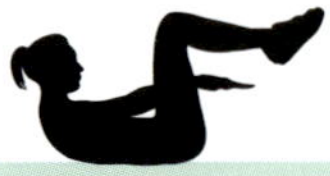

THE HUNDRED | 100 WIEDERHOLUNGEN (10 SETS À 10 PUMPBEWEGUNGEN)

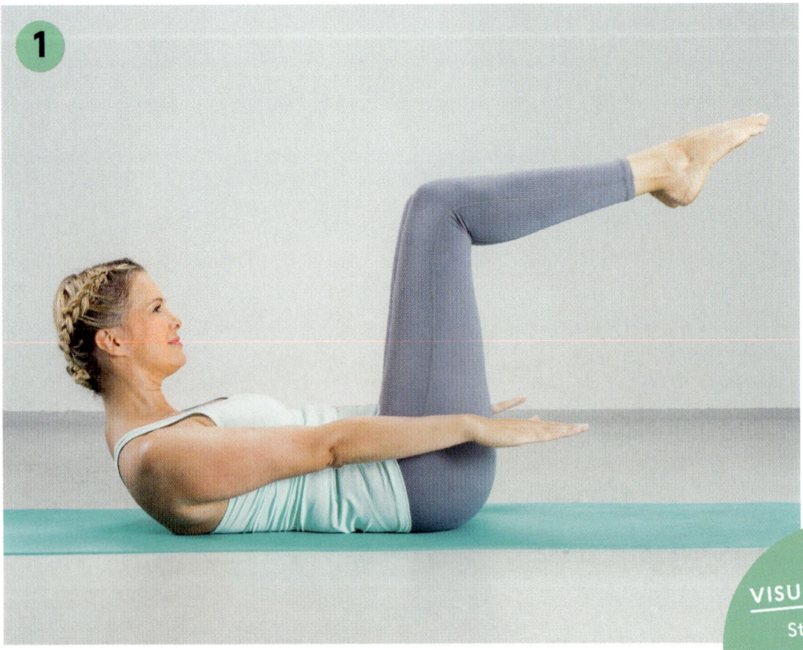

AUSGANGSPOSITION
Rückenlage, Beine hüftbreit aufgestellt, Arme liegen flach neben dem Körper, die Handflächen zeigen nach unten. Einatmen **imprint.**

AUSATMEN
Beine nacheinander anheben, bis sie **tabletop** sind. Schultern, Kopf und Arme mithilfe der Bauchmuskulatur anheben. Kinn leicht zur Brust ziehen. 1

VISUALISIERUNG
Stelle dir vor, du patscht mit Flossen an den Händen in Wasser.

EINATMEN UND AUSATMEN
Arme in schnellen Bewegungen auf und ab bewegen. Handgelenke und Ellenbogen bleiben ganz fest, der restliche Körper liegt still und bewegt sich nicht. Einatmend 5 Pumpbewegungen, ausatmend 5 Pumpbewegungen. Dabei im Laufe der Zeit steigern, bis du insgesamt 100 Wiederholungen schaffst. 2

AUSATMEN
Schultern, Kopf und Arme sanft wieder auf der Matte ablegen, dabei Wirbel für Wirbel abrollen. Beine senken.

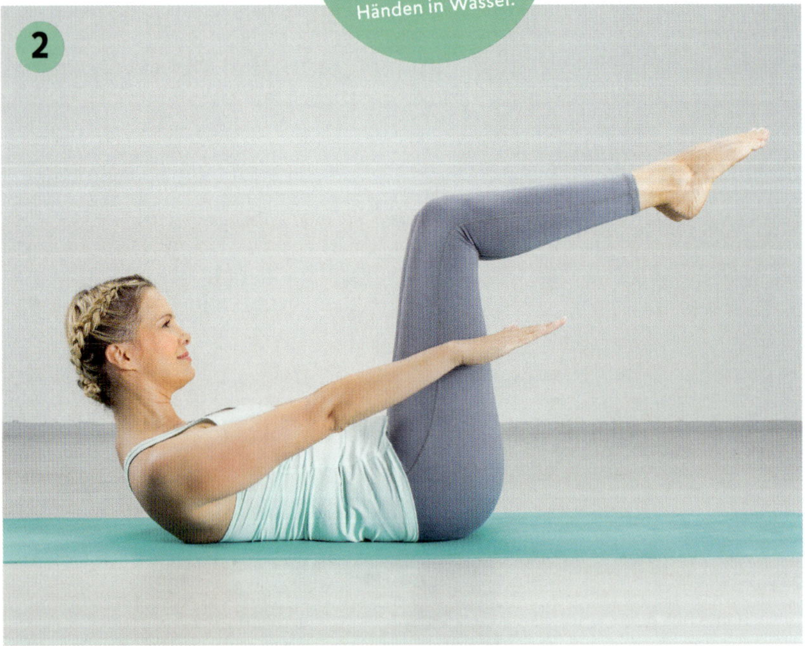

VARIANTE

Du schaffst die 100 Wiederholungen mit links? Wow!
Dann habe ich hier noch ein Bonbon für dich:

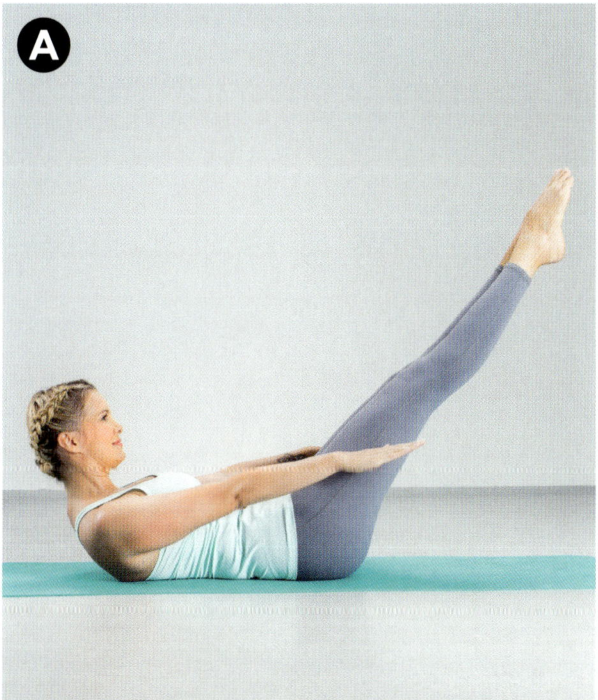

▸ Wenn du dich etwas mehr fordern willst, strecke die Beine aus und hebe sie im 45-Grad-Winkel an, Füße **point.** Dabei solltest du **imprint** noch halten können. Am Ende der Übung Beine, Schultern, Kopf und Arme ablegen, dabei Wirbel für Wirbel abrollen. Ⓐ

MONIS **TIPP**

Als Ausgleichsbewegung kannst du deinen Kopf nun langsam von rechts nach links drehen, das entspannt die Nackenmuskulatur.

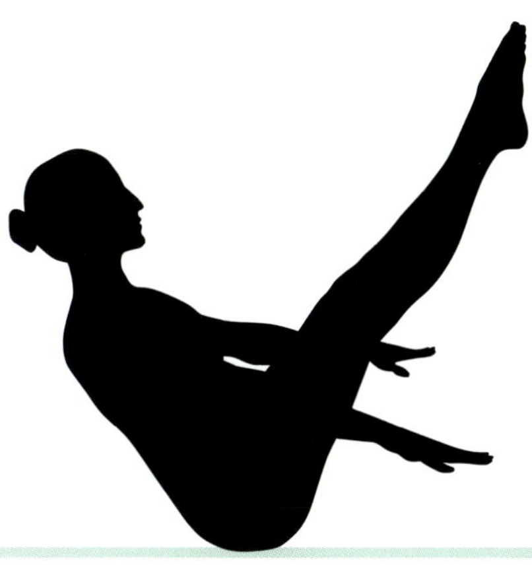

HALF ROLL DOWN | **5–8 WIEDERHOLUNGEN**

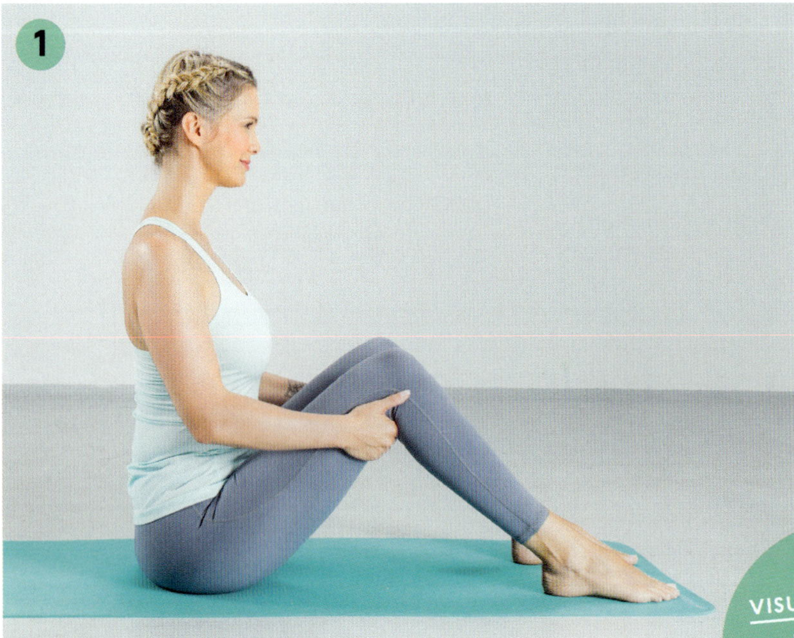

AUSGANGSPOSITION
Aufrecht sitzen, Füße angewinkelt, Fußsohlen stehen auf der Matte, Beine sind hüftbreit geöffnet. Oberschenkel mit den Händen fassen, Ellenbogen weit auseinander. Hüfte ein- und hochziehen. 1

VISUALISIERUNG
Der Rücken hat die Form eines C.

AUSATMEN
Oberkörper langsam abrollen, dabei mit dem Becken beginnen. Nur so weit abrollen, wie dein Oberkörper eine C-Form halten kann. Hände halten dabei weiter an den Oberschenkeln. Schultern weg von den Ohren. 2

EINATMEN
Oberkörper kontrolliert wieder aufrollen, bis du wieder in der Ausgangsposition bist. Wirbelsäule aufrichten.

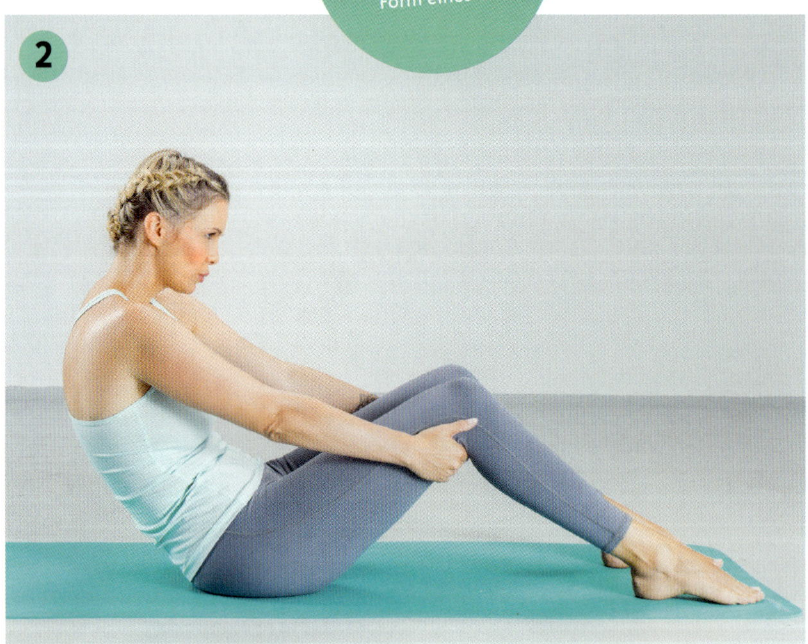

VARIANTE

Führe die folgende Übung genauso langsam und bewusst aus. Lass dich nicht auf den Boden fallen!

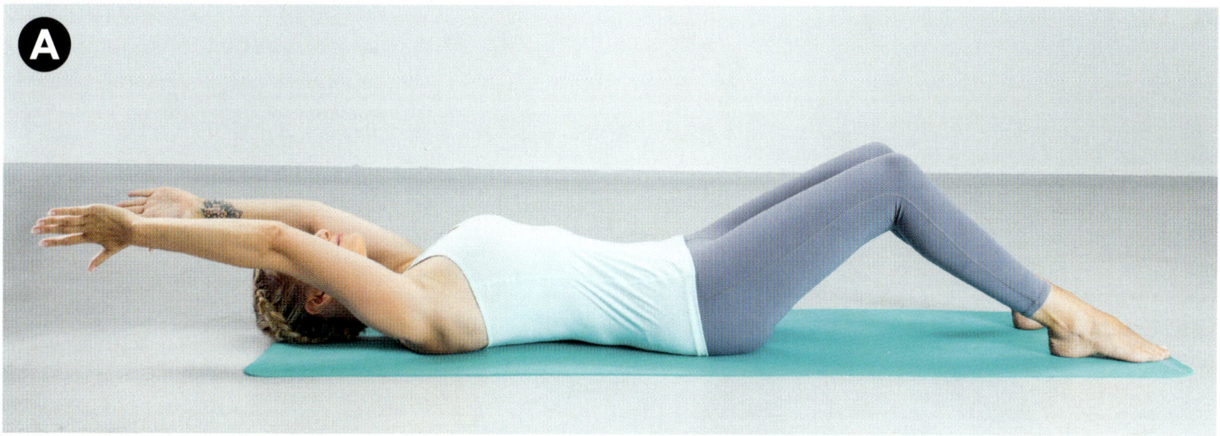

▸ Alternativ kannst du den Oberkörper auch ganz abrollen. Dabei zuerst die Lendenwirbelsäule, dann die Brustwirbelsäule und zuletzt den Kopf auf der Matte ablegen. Die Arme gehen über den Kopf zur Matte. Dann langsam Wirbel für Wirbel wieder zur Ausgangsposition aufrollen. (A)

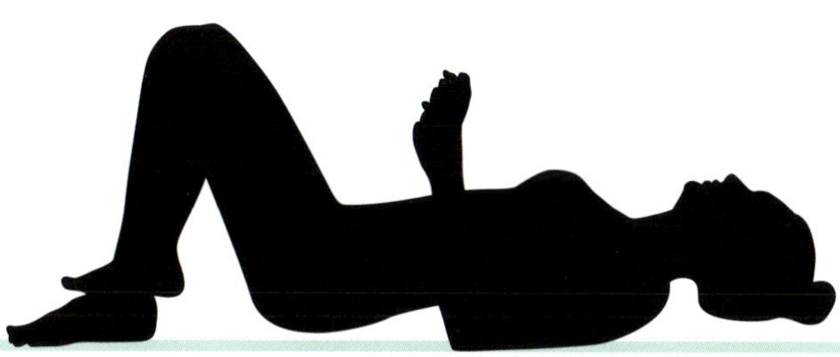

SINGLE LEG CIRCLES | **5 WIEDERHOLUNGEN PRO RICHTUNG UND SEITE**

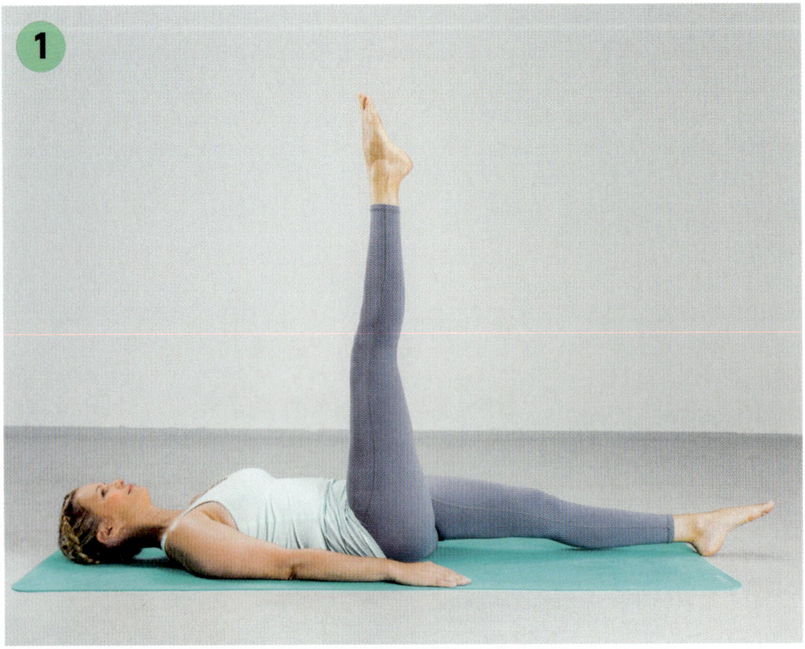

AUSGANGSPOSITION

Rückenlage **neutrale Stellung**. Linkes Bein liegt gestreckt auf der Matte, rechtes Bein zur Decke gestreckt. Beide Füße **point.** Arme liegen neben dem Körper, Handflächen zeigen nach unten. (1)

EINATMEN

Das rechte Bein kontrolliert nach rechts kreisen. (2)

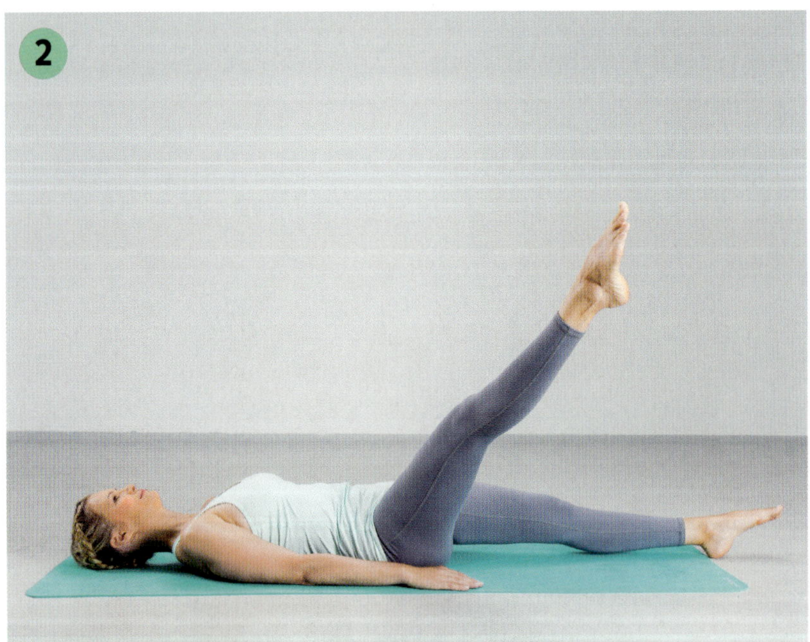

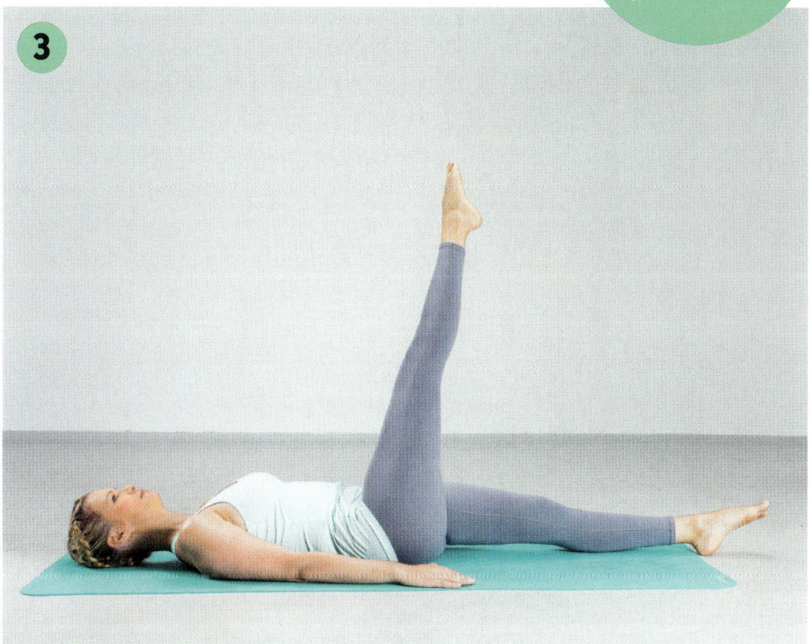

VISUALISIERUNG

Wie ein Pinsel malt dein Bein schöne Kreise an die Decke. Der Oberkörper ist fest betoniert.

AUSATMEN

Das Bein weiter über den Oberkörper nach links kreisen und über das andere Bein zurück in die Mitte. Nach 5 Wiederholungen Richtungswechsel, danach Seitenwechsel. 3

MONIS **TIPP**

Übe am Anfang mit kleinen Kreisen, die du mit der Fußspitze zeichnest. Lasse die Kreise dann größer werden. Wichtig ist, dass du die Bewegung kontrolliert ausführst und den Rumpf ruhig halten kannst.

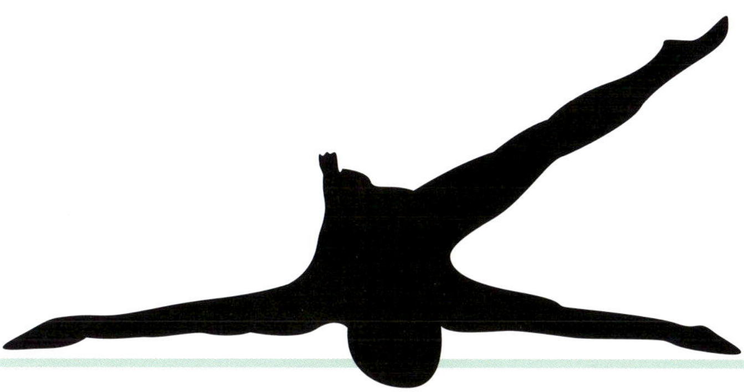

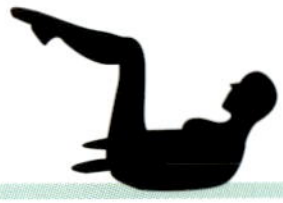

SINGLE LEG STRETCH | **5 WIEDERHOLUNGEN PRO SEITE**

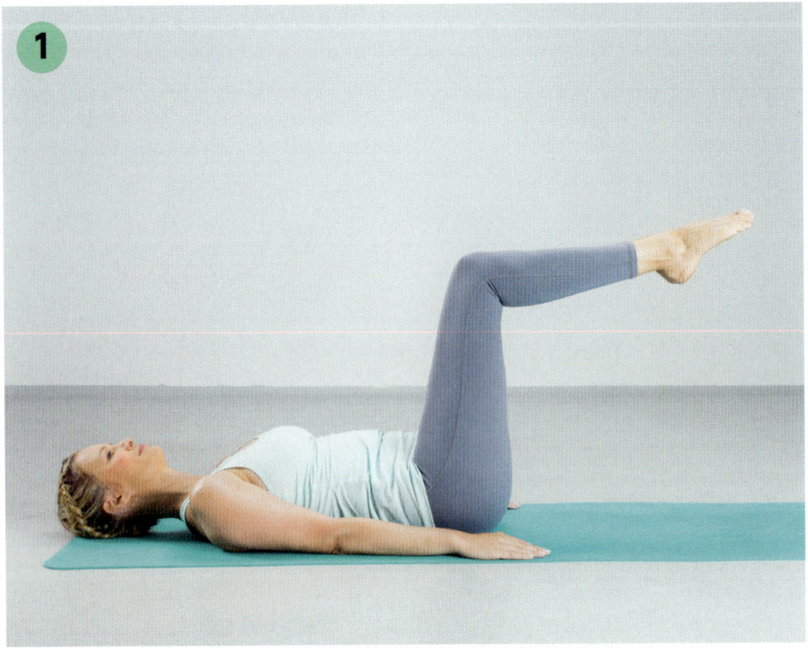

AUSGANGSPOSITION

Rückenlage. Bauchmuskeln anspannen, Kopf, Schultern und Arme vom Boden heben. Kinn ist parallel zur Brust, Blick geht Richtung Oberschenkel. Beine nacheinander **tabletop** anheben. Arme liegen seitlich neben dem Körper, Handflächen zeigen zur Matte. Einatmen **imprint.** 1

AUSATMEN

Linkes Bein strecken und so tief Richtung Matte senken, dass du **imprint** noch halten kannst. Rechtes Bein weiter Richtung Kopf ziehen. Rechte Hand geht zum Knie, linke Hand zum Knöchel des angezogenen Beines. 2

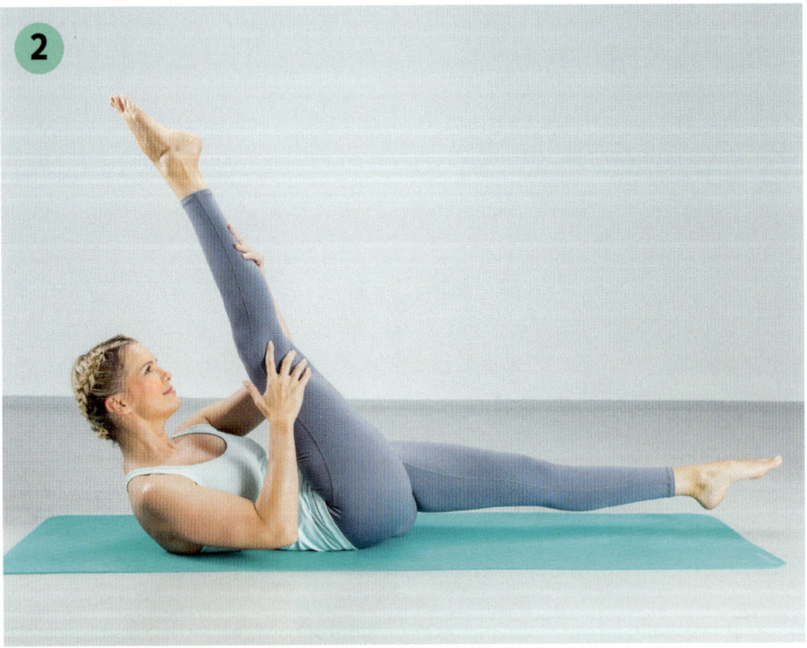

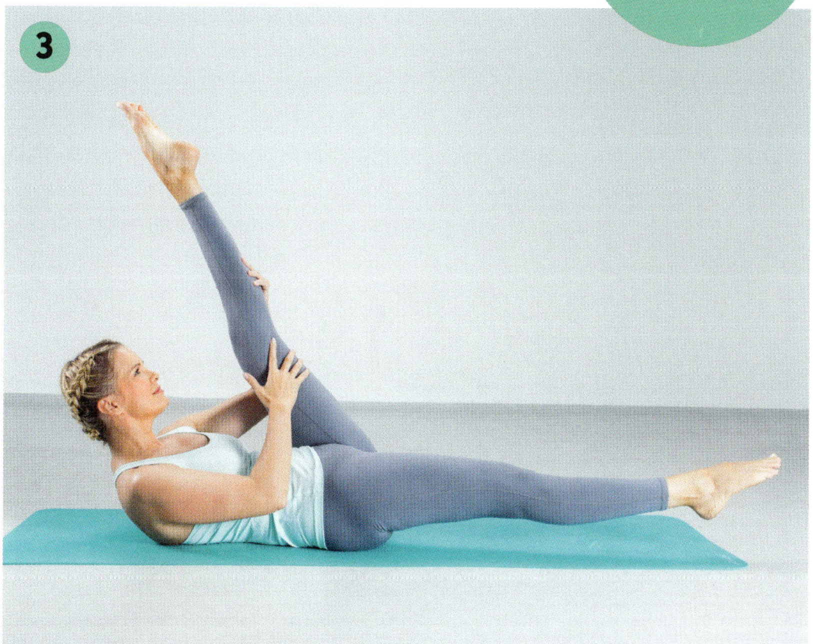

VISUALISIERUNG

Dein Rumpf ist fest im Boden verankert.

3

EINATMEN

Beine und Hände wechseln: Rechtes Bein strecken und so tief Richtung Matte senken, dass du **imprint** noch halten kannst. Linkes Bein Richtung Kopf ziehen. 3

MONIS **TIPP**

Ziel ist es, die Beine während der Übung immer lang zu halten, egal ob sie gebeugt (**tabletop**) oder gestreckt sind. Das klappt nicht bei jedem sofort, aber bleib dran – eines Tages wird es einfach funktionieren.

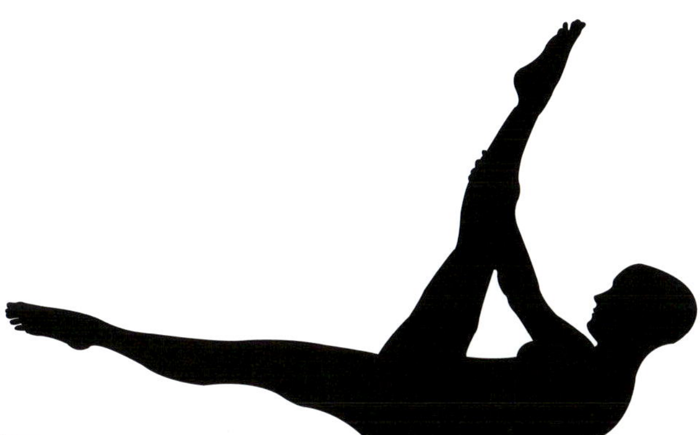

DOUBLE LEG STRETCH | **5 WIEDERHOLUNGEN**

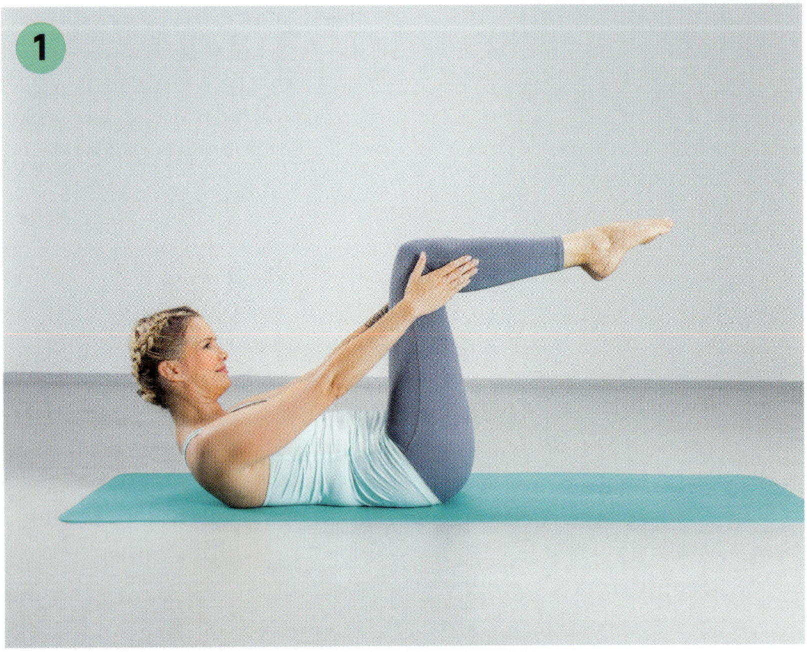

AUSGANGSPOSITION
Rückenlage. Bauchmuskeln anspannen, Kopf, Schultern und Arme vom Boden heben. Kinn ist parallel zur Brust, Blick geht Richtung Oberschenkel. Einatmen **imprint.** Ausatmen Beine nacheinander **tabletop** anheben. Hände liegen an der Außenseite der Unterschenkel. Einatmen. 1

AUSATMEN
Arme und Beine nun gleichzeitig strecken, der Rumpf bleibt dabei unverändert. Hände zu den Ohren und dann weiter über den Kopf führen. Beine leicht zusammenpressen und so tief zur Matte strecken, dass du **imprint** gerade noch halten kannst. 2

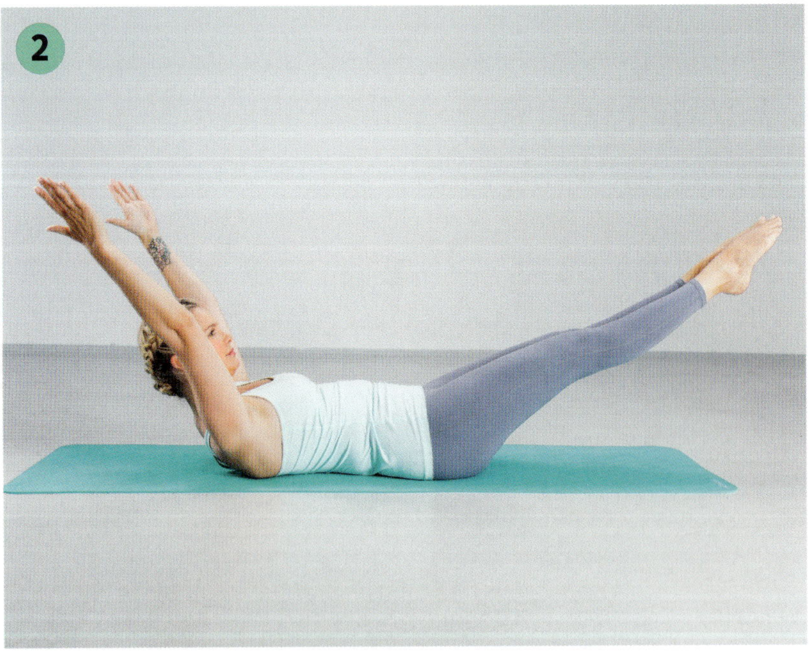

VISUALISIERUNG

Dein Rumpf ist fest im Boden verankert.

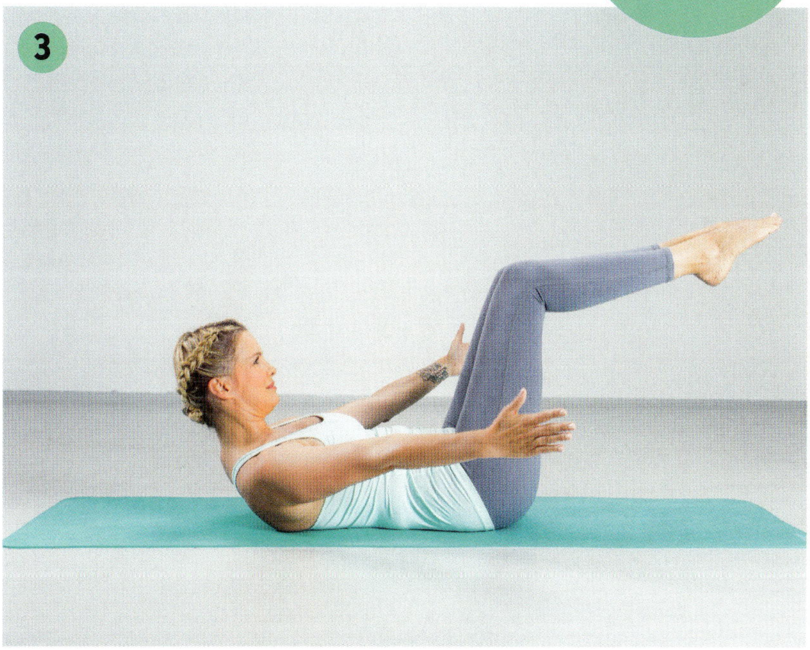

EINATMEN

Die Knie wieder zur Brust ziehen. Gleichzeitig die Arme über die Seite nach vorne ziehen, bis Beine und Arme wieder in der Ausgangsposition sind. 3

VARIANTE

Für den Anfang reicht es auch, wenn du nur die Beine streckst. Hebe deinen Oberkörper während der Übung an und verschränke die Hände hinter dem Kopf. A

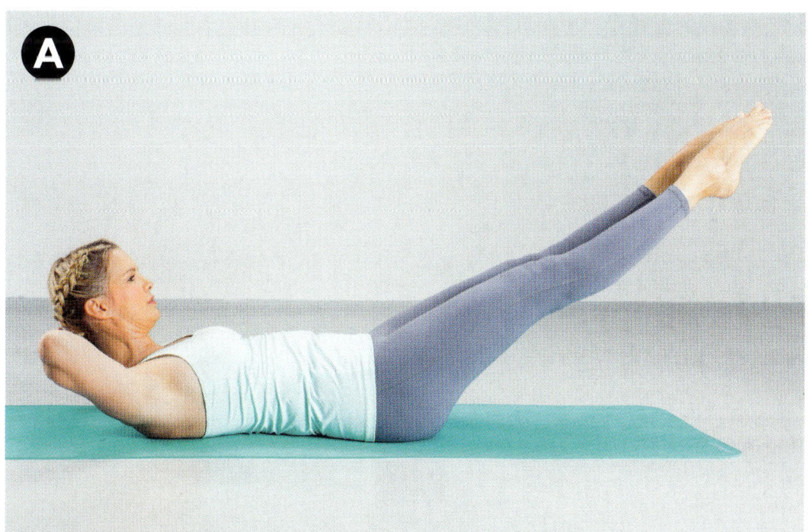

MONIS **TIPP**

Stell dir vor, dass deine Arme bei dieser Übung einen Kreis beschreiben. Innen am Kopf entlang nach hinten führen, dann außen über die Seiten nach vorne.

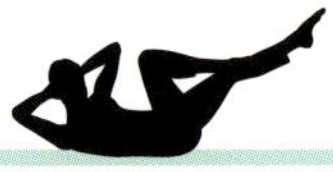

CRISS CROSS | 5–8 WIEDERHOLUNGEN

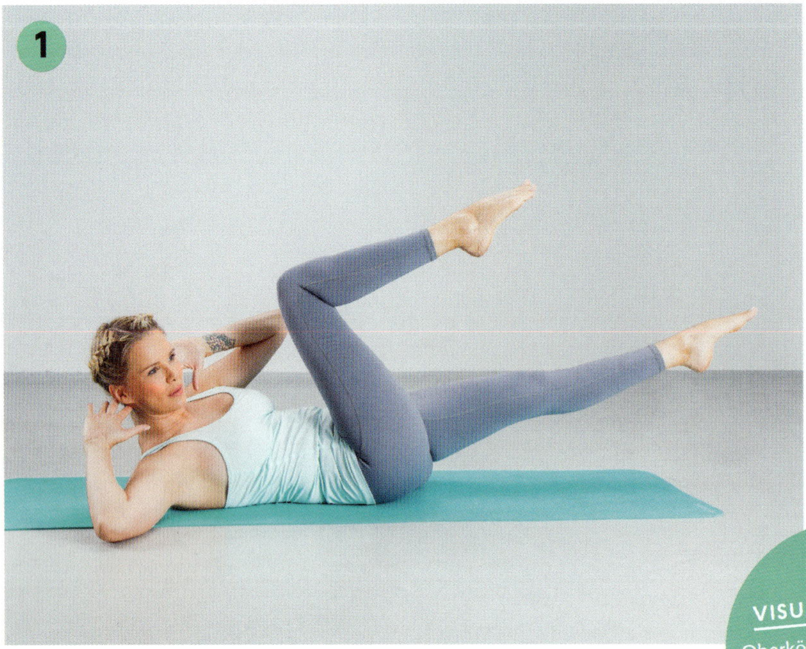

AUSGANGSPOSITION
Rückenlage. Beide Beine angewinkelt und von der Matte gehoben. Hände unter den Kopf legen. Kopf heben, die Hände stützen Kopf und Nacken. Linken Ellenbogen zum rechten Knie bringen, dabei beide Schulterblätter von der Matte heben. Das linke Bein strecken, Füße **point.** 1

VISUALISIERUNG
Oberkörper und Körpermitte sind fest im Boden einzementiert.

EINATMEN
Seitenwechsel. Rechtes Bein strecken, links anwinkeln. Rechter Ellenbogen geht zum linken Knie. Die Arme bleiben gestreckt hinter dem Kopf. Nochmal Seitenwechsel. 2

AUSATMEN
2-mal wiederholen, d. h. je einmal auf jede Seite drehen.

EINATMEN
2-mal wiederholen.

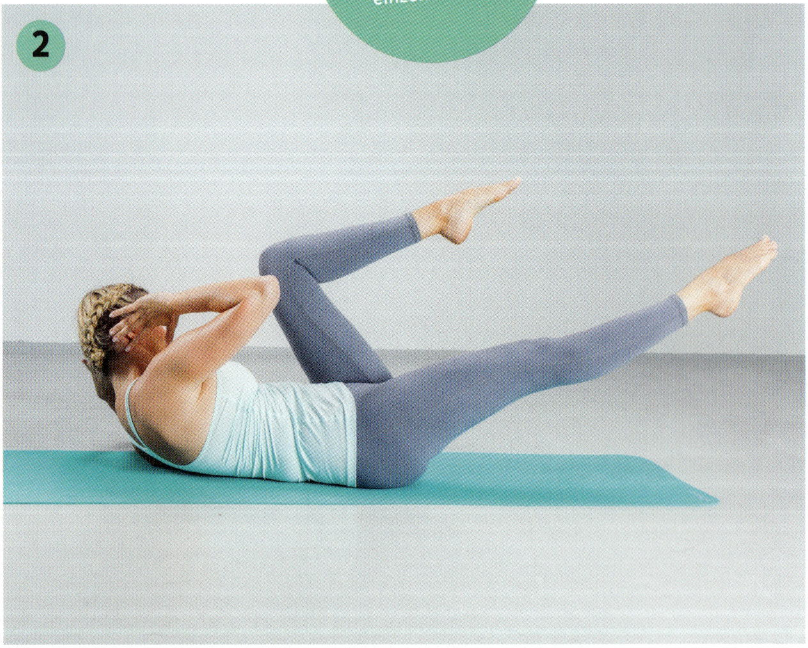

DOUBLE LEG LIFT | **5–8 WIEDERHOLUNGEN**

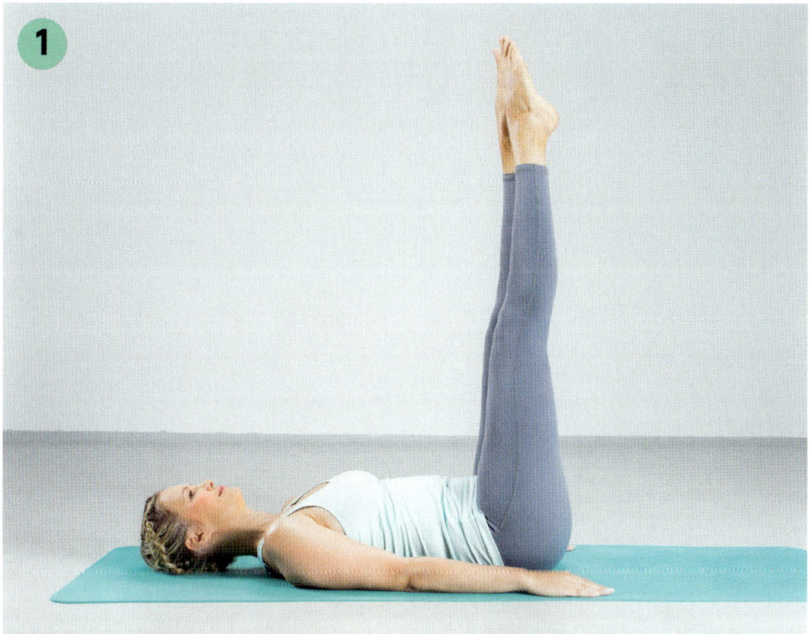

AUSGANGSPOSITION
Rückenlage. Arme liegen seitlich am Körper auf der Matte. Handflächen zeigen nach unten. Beine sind geschlossen und zur Decke gestreckt. Blick geht gerade nach oben. Einatmen **imprint.** Füße **point.** 1

EINATMEN
Po mit der Kraft aus dem Bauch anheben, so hoch es geht. Es sind eher kurze pumpende Bewegungen. 2

AUSATMEN
Po wieder senken, dabei nicht auf der Matte ablegen.

MONIS **TIPP**

Wer mehr möchte, kann die Beine bis auf 45 Grad nach unten senken.

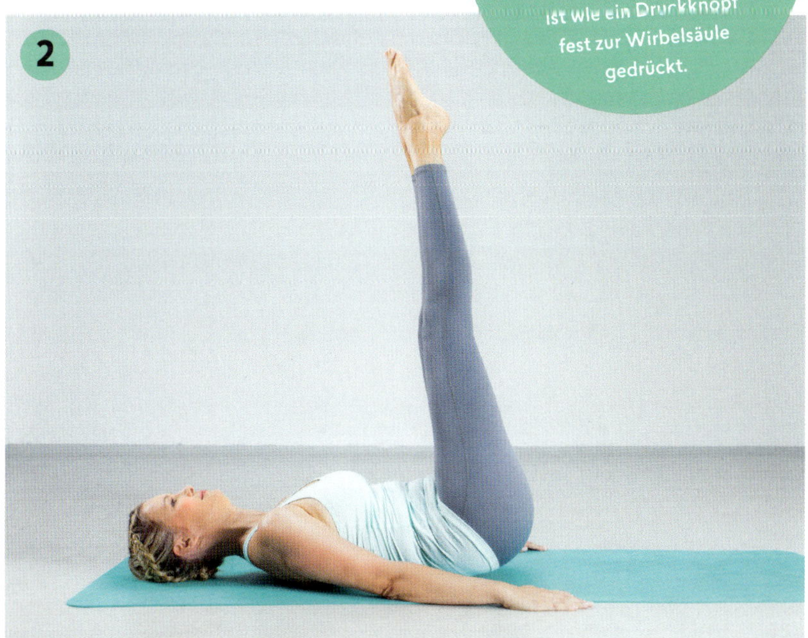

VISUALISIERUNG
Du arbeitest nur aus der Bauchkraft heraus und holst keinen Schwung. Der untere Rücken bleibt auf der Matte. Der Bauchnabel ist wie ein Druckknopf fest zur Wirbelsäule gedrückt.

GET FIT

WORKOUT

Move your body!

Wenn ihr euch wohlfühlt und einen wirklich schönen Flow üben wollt, ist das hier euer „Workout of the day“. Wer Lust auf mehr hat, macht einfach eine zweite Runde. Einige Übungen sind schon recht anspruchsvoll – der Swan Dive zum Beispiel – lasst Euch davon nicht abschrecken, Übung macht den Meister.

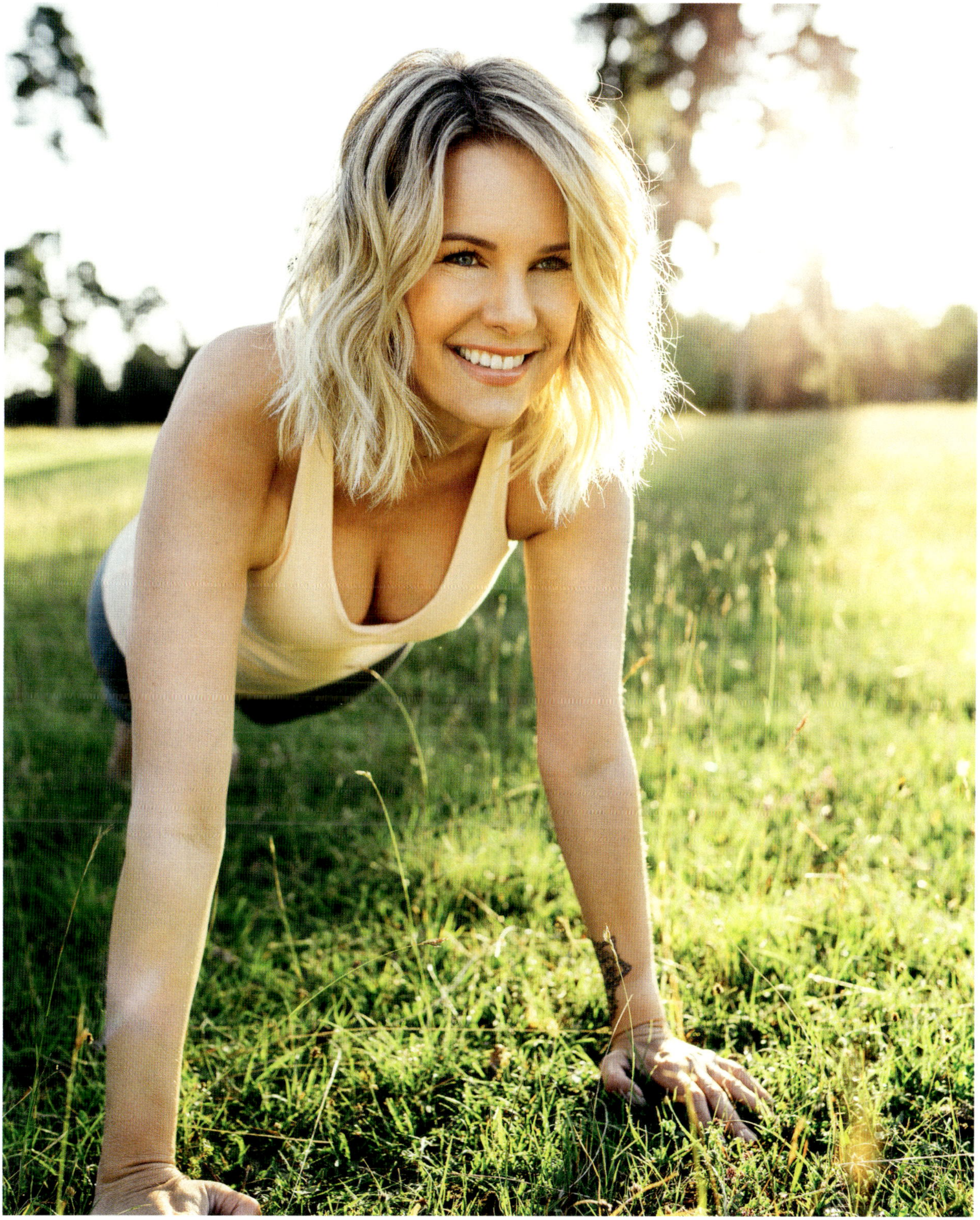

PUSH UP | **5 WIEDERHOLUNGEN**

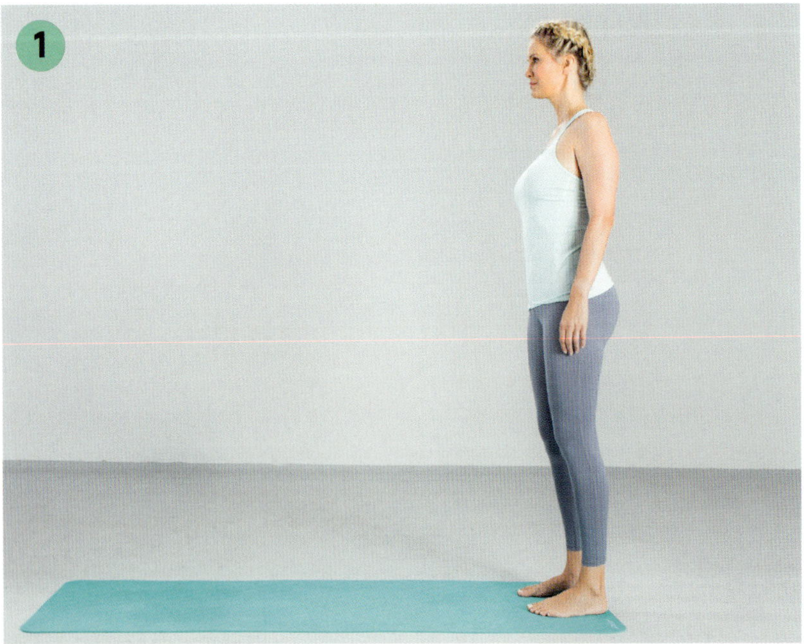

▸ AUSGANGSPOSITION

Aufrechter Stand. Beine geschlossen. Kraftgürtel aufbauen. (1)

▸ EINATMEN

Oberkörper Wirbel für Wirbel abrollen, bis die Hände die Matte berühren. Beine gestreckt, Blick Richtung Knie. (2)

ACHTUNG

Der Pilates Push Up unterscheidet sich von normalen Push Ups vor allem dadurch, dass die Arme eng am Oberkörper angelegt sind.

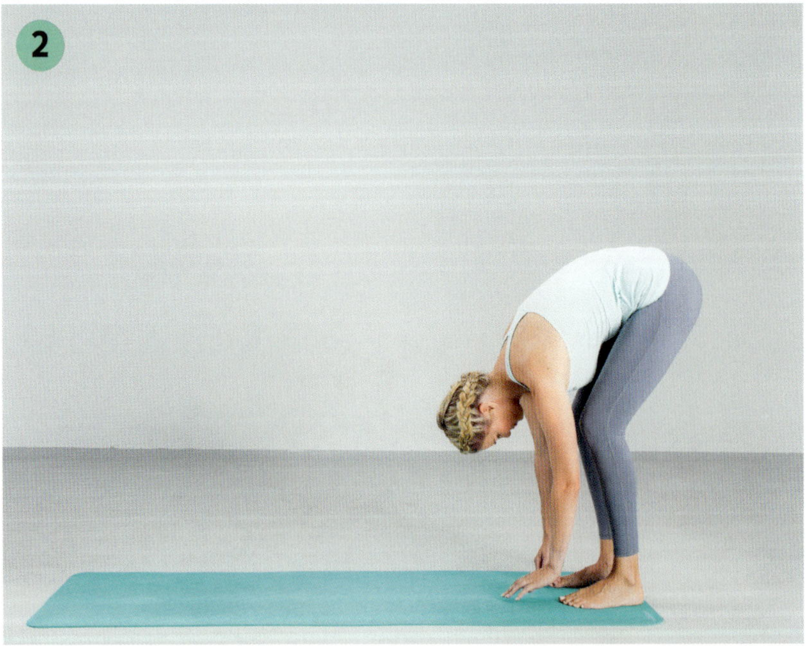

VISUALISIERUNG
Unter deinem Bauch befindet sich ein Dach.

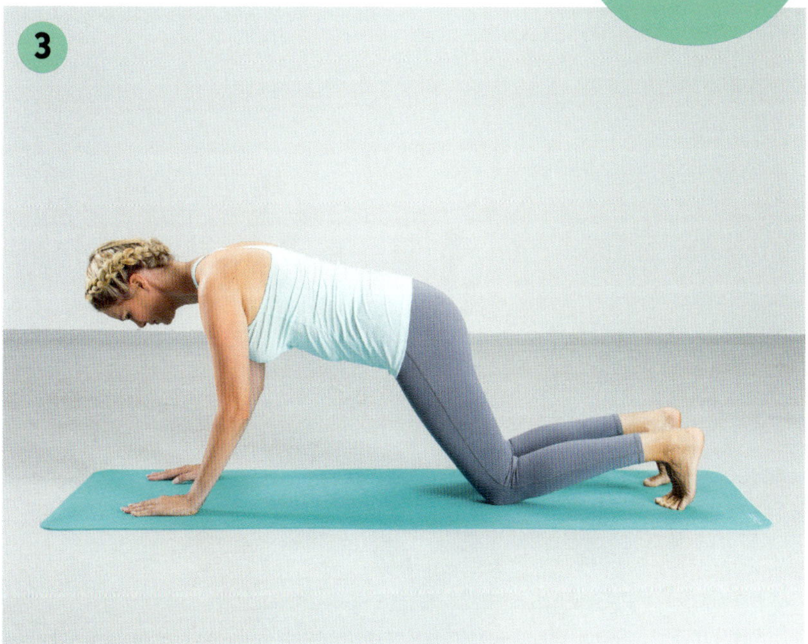

AUSATMEN
Mit den Händen auf der Matte nach vorne laufen, bis der Körper in Liegestützposition ist. Beine sind gestreckt, Fersen über den Zehen, Handgelenke unter den Schultern. Bauchnabel nach innen ziehen, Po anspannen. Die Knie auf die Matte absenken, die Zehen bleiben aufgestellt. (3)

EINATMEN
Arme beugen, Brust Richtung Matte bringen. Ellenbogen bleiben dicht am Körper, Blick geht zur Matte.
3- bis 5-mal wiederholen. (4)

AUSATMEN
Brust wieder nach oben drücken, dazu die Arme strecken. Knie heben, mit den Händen zurück zu den Füßen laufen. Wirbel für Wirbel aufrollen

MONIS **TIPP**

Wenn die Push Ups gut funktionieren, kannst du die Beine auch strecken statt die Knie auf der Matte abzulegen.

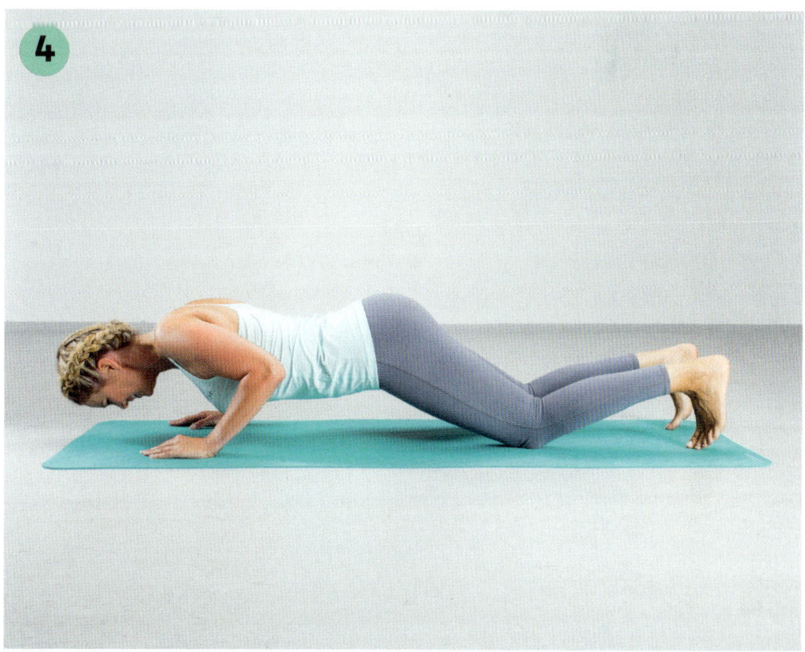

DOUBLE LEG KICK | **4 WIEDERHOLUNGEN PRO SEITE**

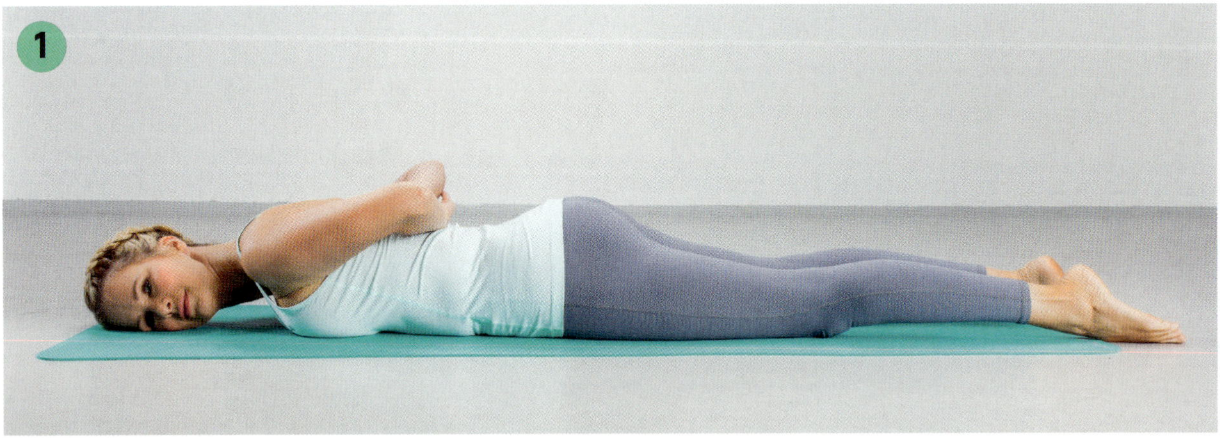

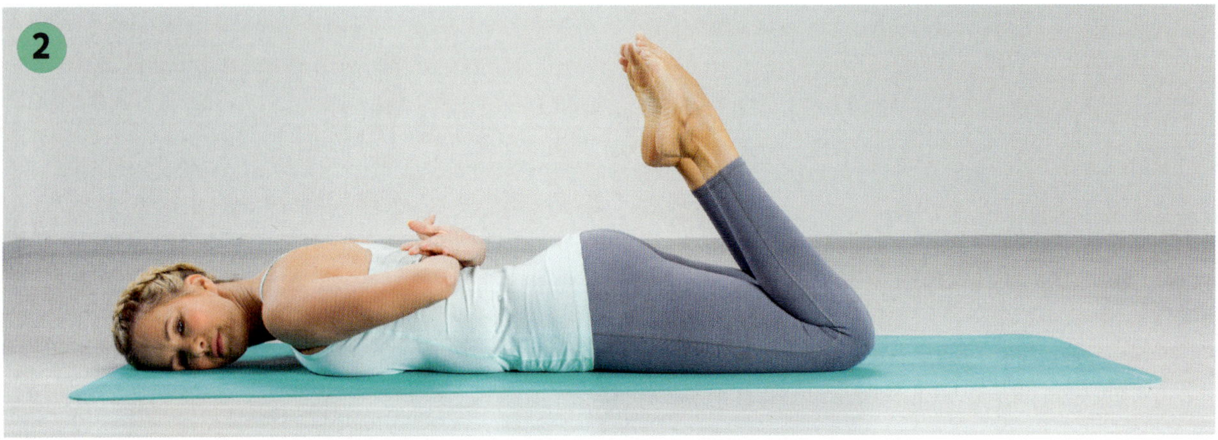

AUSGANGSPOSITION
Bauchlage, Beine parallel und gestreckt. Füße point. Kopf nach links drehen. Arme beugen, Handrücken auf den oberen Rücken legen. Ellenbogen zur Matte ziehen. (1)

AUSATMEN
Fersen 3-mal zum Po kicken, Füße **point.** (2)

VISUALISIERUNG

Dein Körper „strömt" wie eine Meerjungfrau durch das Wasser. Beim seitlichen Kopfablegen kickst du die Flosse der Meerjungfrau 3-mal zum Po.

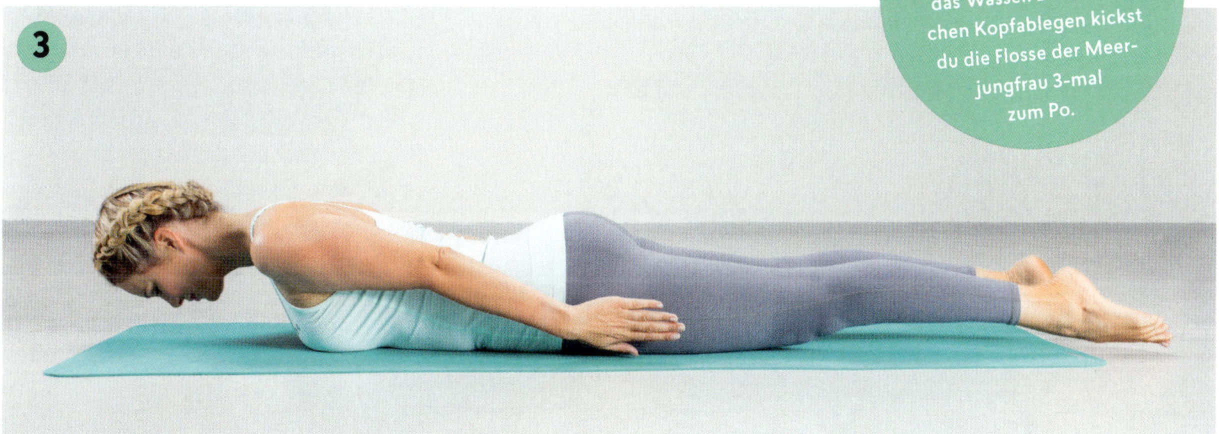

EINATMEN

Beine strecken, schulterbreit öffnen, nach außen **rotieren** und leicht angehoben halten. Wirbelsäule lang ziehen, Kopf, Schultern und Oberkörper leicht anheben. Arme Richtung Füße strecken, Handflächen zeigen zu den Oberschenkeln. Kopf in die Mitte drehen. Blick geht nach vorne unten. 3

AUSATMEN

Beine zur Matte senken, dabei schließen. Kopf nach rechts drehen und auf die Matte legen. Handrücken auf den Rücken legen, Ellenbogen gehen zur Matte. Fersen 3-mal zum Po kicken. Füße **point.**

EINATMEN

Beine strecken, schulterbreit öffnen, nach außen **rotieren.** Wirbelsäule lang ziehen, Kopf, Schulter und Oberkörper leicht anheben. Arme Richtung Füße strecken, Handflächen zeigen zu den Oberschenkeln. Kopf zur Mitte drehen.

Vor dem Übergang zur nächsten Übung **Shell stretch** (siehe S. 25).

MONIS **TIPP**

Stelle dir vor, du bist ein langes, stabiles Surfbrett, das elegant durch das Meer und die Wellen gleitet.

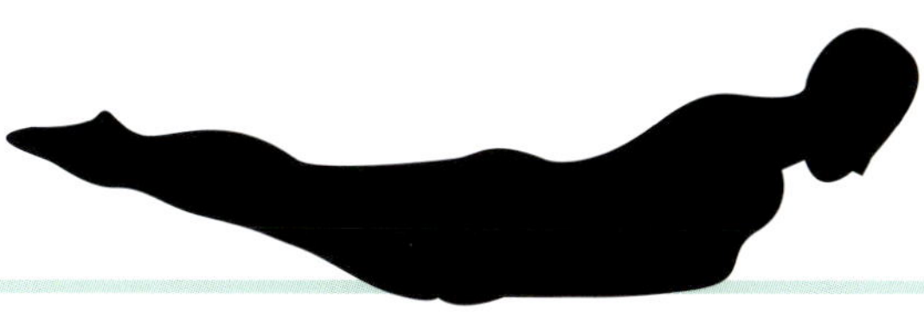

SINGLE LEG CIRCLES | **5 WIEDERHOLUNGEN PRO RICHTUNG UND SEITE**

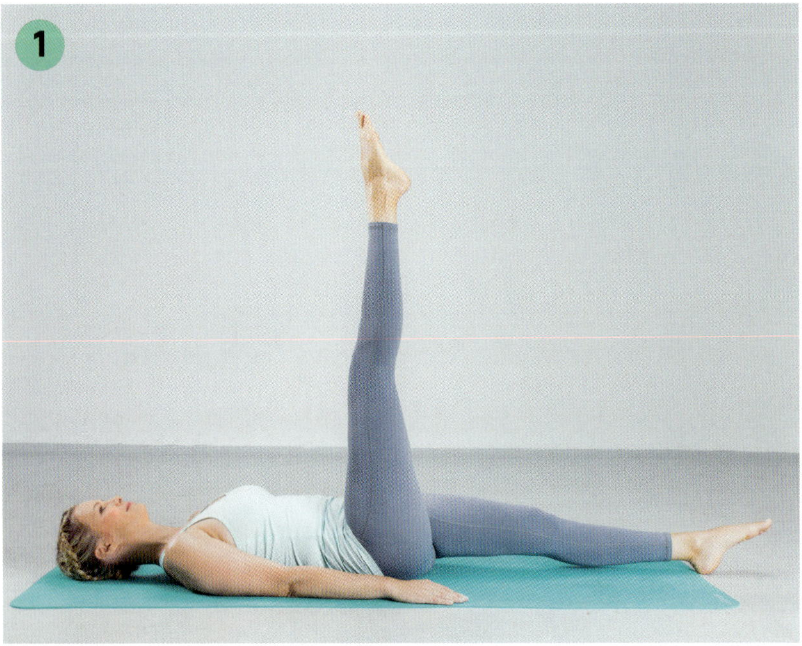

(SIEHE S. 68)

In der Rückenlage das linke Bein auf der Matte strecken, das rechte Bein zur Decke heben. Füße **point.** Arme liegen neben dem Körper. Einatmend das rechte Bein nach rechts und über den Oberkörper weiter nach links kreisen. Ausatmend über das andere Bein zurück zur Mitte führen. Nach 5 Wiederholungen Richtungswechsel. Anschließend Bein heben. Danach Seitenwechsel. 1 + 2

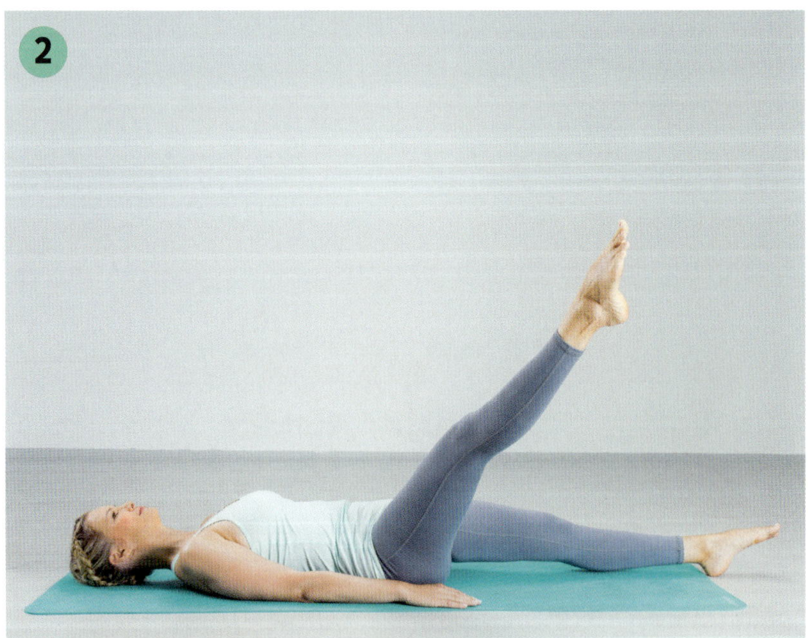

BEIN HEBEN | **5 WIEDERHOLUNGEN PRO SEITE**

VISUALISIERUNG
Das obere Bein zieht das untere Bein wie ein Magnet an.

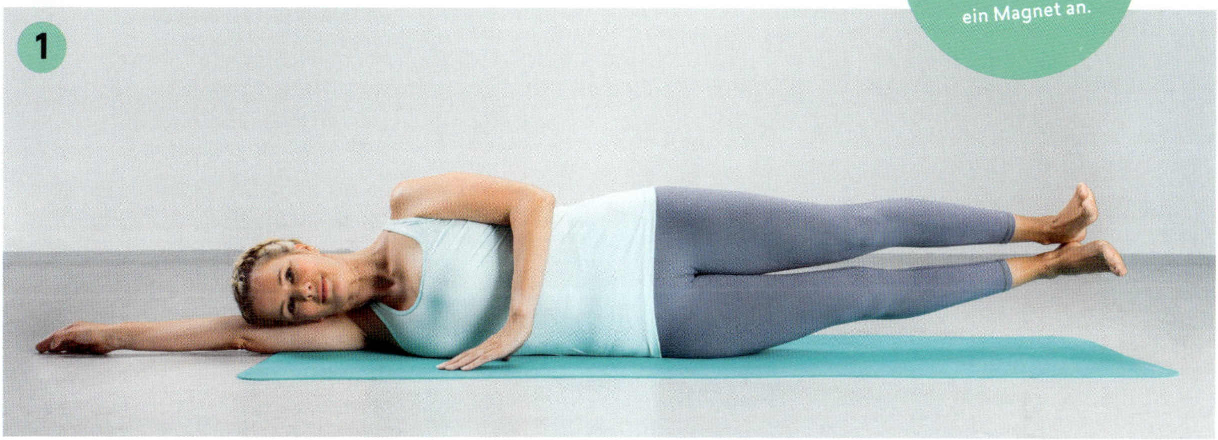

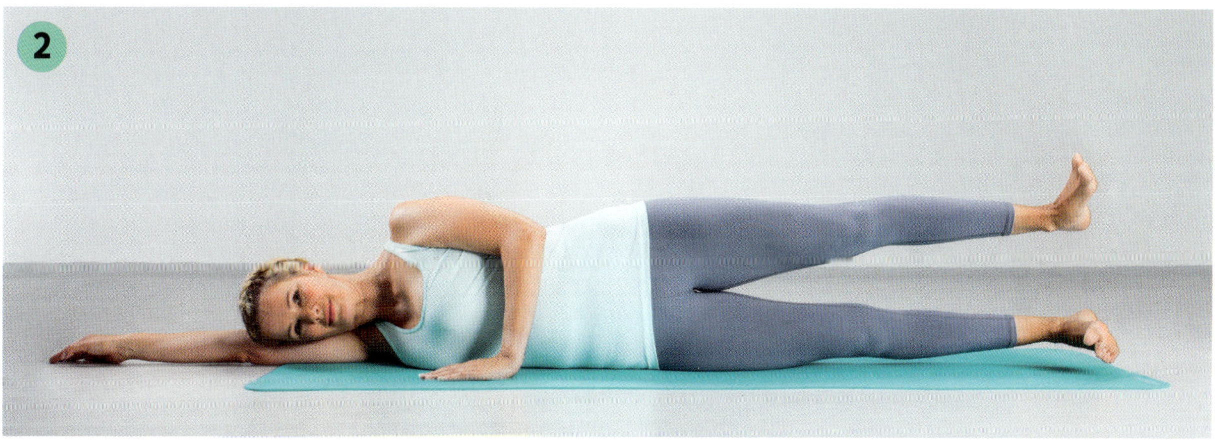

▸ AUSGANGSPOSITION
Seitlage. Beine gerade und gestreckt. Unterer Arm gestreckt. Ohr liegt auf Oberarm. Oberer Arm vor dem Körper zur Stabilisierung aufgestützt. Den **Taillengurt** anspannen und einen Taillentunnel entstehen lassen. Die geschlossenen Beine leicht heben. Füße **flex.** 1

▸ AUSATMEN
Das untere Bein senken, dabei nicht auf der Matte ablegen. 2

▸ EINATMEN
Das untere Bein wieder heben, bis sich beide Beine berühren. Nach 5 Wiederholungen Seitenwechsel.

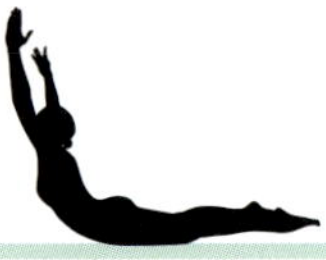

SWAN DIVE | SWAN: 4 WIEDERHOLUNGEN, SWAN DIVE: 4 WIEDERHOLUNGEN

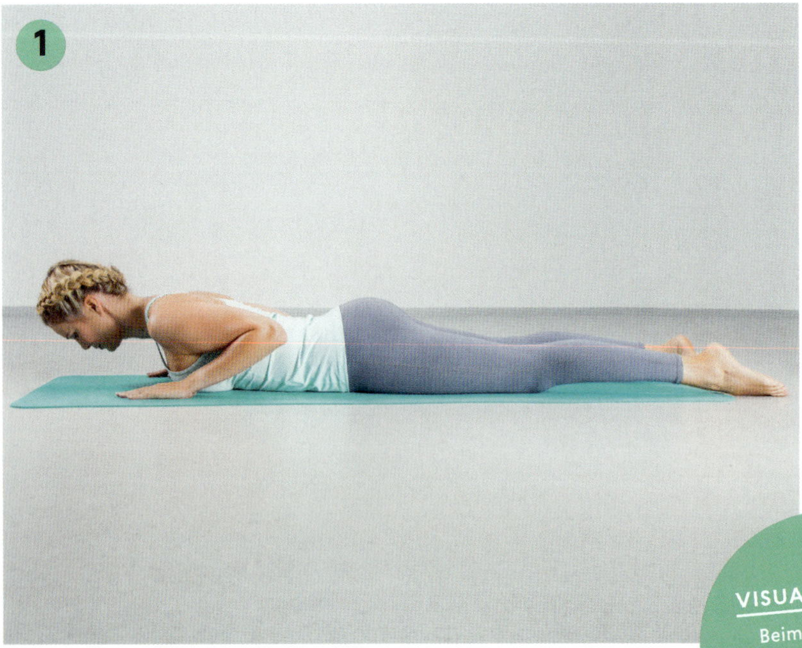

▸ SWAN (SIEHE S. 60)
In der Bauchlage die Hände unter die Schultern legen. Einatmend Hände in die Matte drücken. Kopf, Schultern und Oberkörper heben. Ausatmend Oberkörper, Schultern und Kopf kontrolliert wieder zur Matte absenken. 4-mal wiederholen, dann zum Swan Dive übergehen. 1 + 2

VISUALISIERUNG
Beim Swan Dive schaukelst du wie ein Schaukelstuhl hin und her.

MONIS **TIPP**

Step back!
Achte immer gut auf deinen Körper. Wenn du merkst, dass dir eine Übung nicht (mehr) guttut, gehe lieber einen Schritt zurück oder mache eine Pause! Lerne zu fühlen, was für deinen Körper richtig ist.

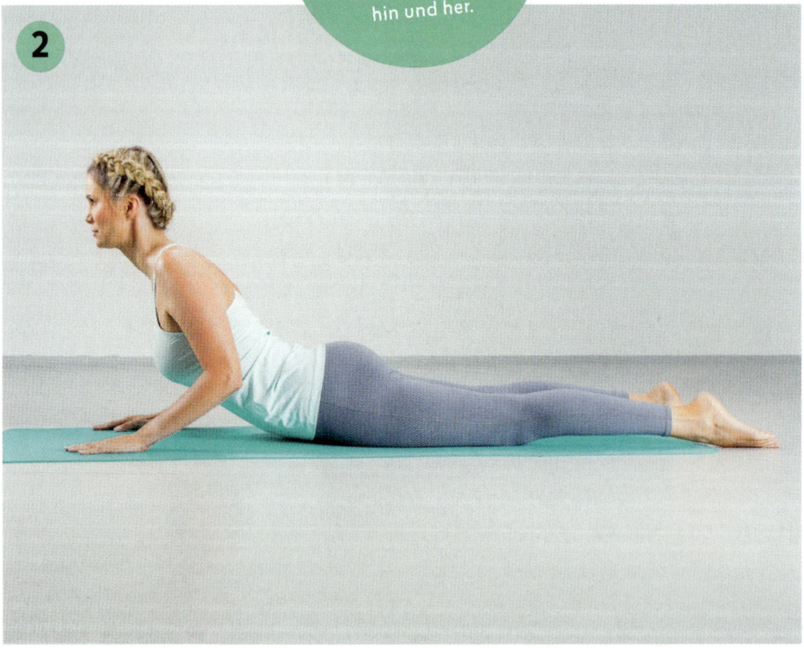

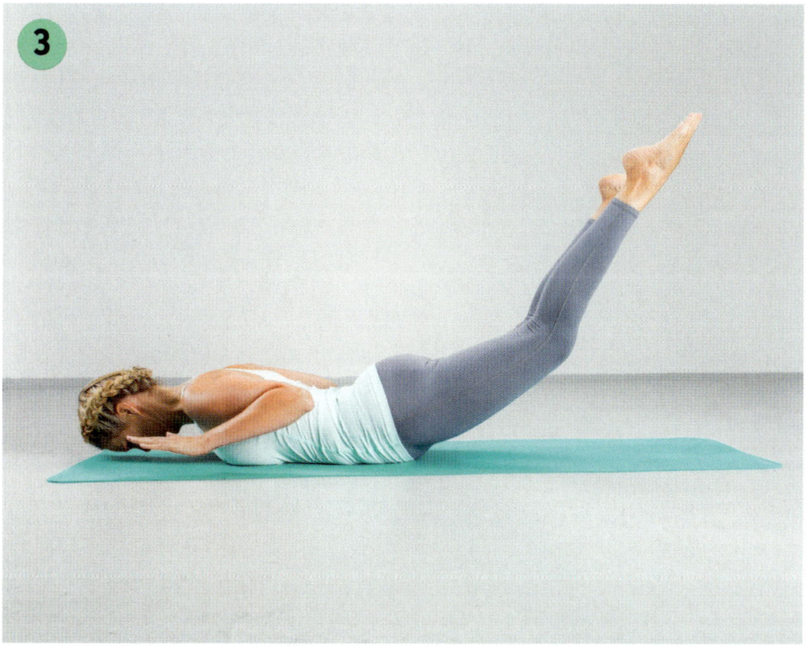

▸ AUSGANGSLAGE
Bauchlage. Beine gestreckt, schulterbreit geöffnet, Fußrücken liegen auf der Matte. Hände liegen unter den Schultern.

▸ EINATMEN
Hände in die Matte drücken, Kopf, Schultern und Oberkörper heben. Schulterblätter leicht nach hinten ziehen, Rücken lang machen. Arme sind (nahezu) gestreckt.

▸ AUSATMEN
Arme heben und mit Schwung nach vorne schaukeln. 3

▸ EINATMEN
Zurück nach oben schaukeln, so weit wie es dir möglich ist. Arme Richtung Decke heben, die Füße berühren die Matte nicht. Nach dem letzten Schaukeln Beine ablegen und Oberkörper senken. 4

Vor dem Übergang zur nächsten Übung **Shell stretch** (siehe S. 25).

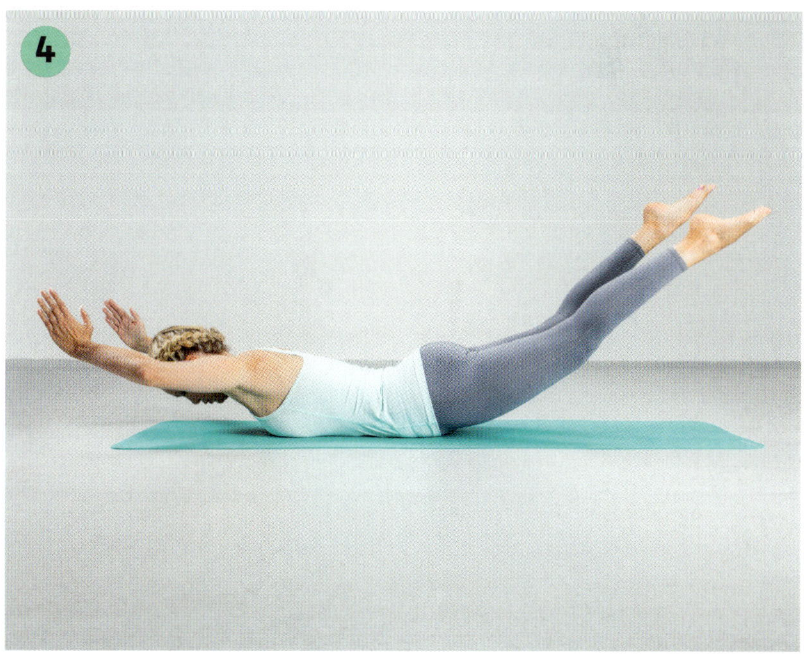

CRISS CROSS | **5 WIEDERHOLUNGEN**

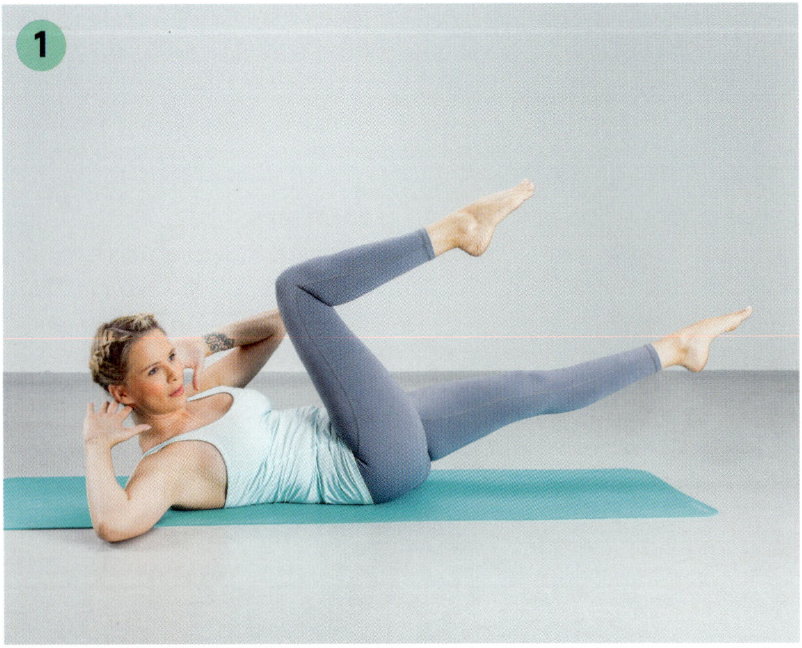

SIEHE S. 74

In der Rückenlage beide Beine angewinkelt anheben. Kopf heben, Hände stützen dabei den Kopf. Rechten Ellenbogen zum linken Knie bringen, rechtes Bein strecken. Einatmend Seitenwechsel. Ausatmend 2-mal wiederholen. 1 + 2

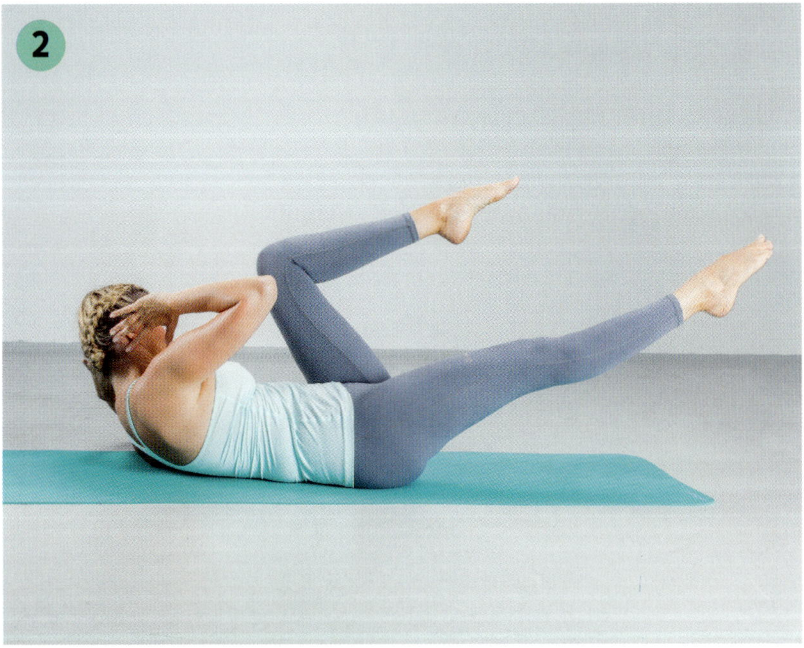

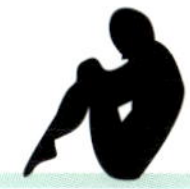

ROLLING LIKE A BALL | **5 WIEDERHOLUNGEN**

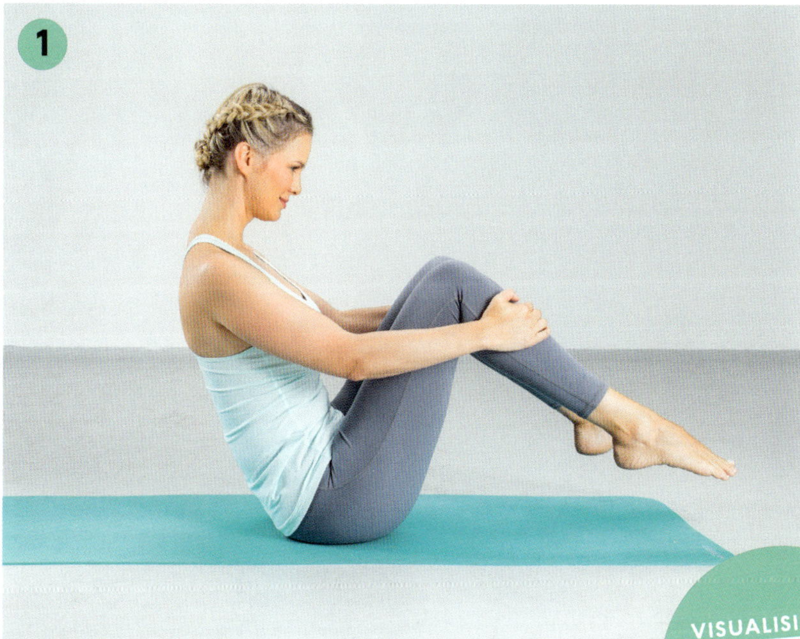

AUSGANGSPOSITION

Aufrechter Sitz am vorderen Ende der Matte, Rücken rund machen, dazu Bauchmuskulatur anspannen. Das Becken leicht kippen und die Füße von der Matte heben. Hände greifen die Schienbeine, Ellenbogen ziehen leicht nach außen. Füße **point.** Kinn zieht zur Brust. Schultern senken. Halte den Körper während der gesamten Übung wie einen Ball. 1

VISUALISIERUNG

Wie der Name der Übung sagt, rollst du wie ein Ball hin und her.

EINATMEN

Langsam und kontrolliert Wirbel für Wirbel nach hinten abrollen, bis die Schulterblätter die Matte berühren. 2

AUSATMEN

Kontrolliert wieder nach oben in die Ausgangsposition rollen.

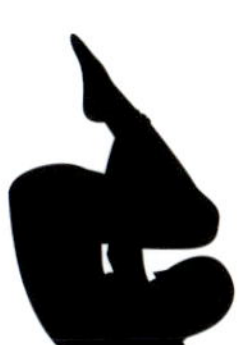

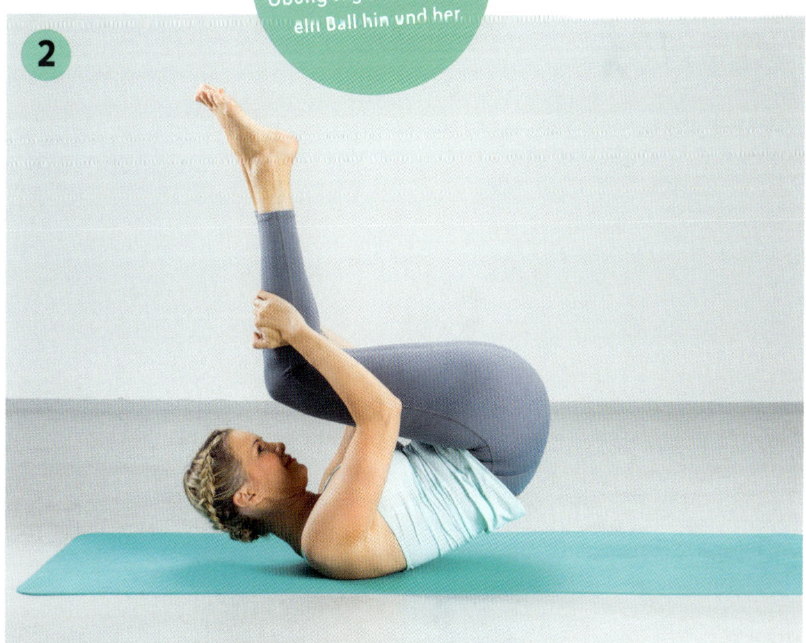

STRETCHING &
COOL-DOWN

Relax and enjoy!

Wie das langsame Reinkommen (Warm-up), so ist auch das Cool-down ein schönes, bewusstes Rausgehen zurück in den Alltag. Es tut gut, nach getaner Arbeit noch mal in den Körper hineinzuspüren, was sich verändert hat, und ihm für seine Stärke zu danken. Anschließend fällt es dann viel leichter, mit einer neuen, gelassenen, selbstbewussten Haltung wieder zurück in unser tägliches Leben zu gehen.

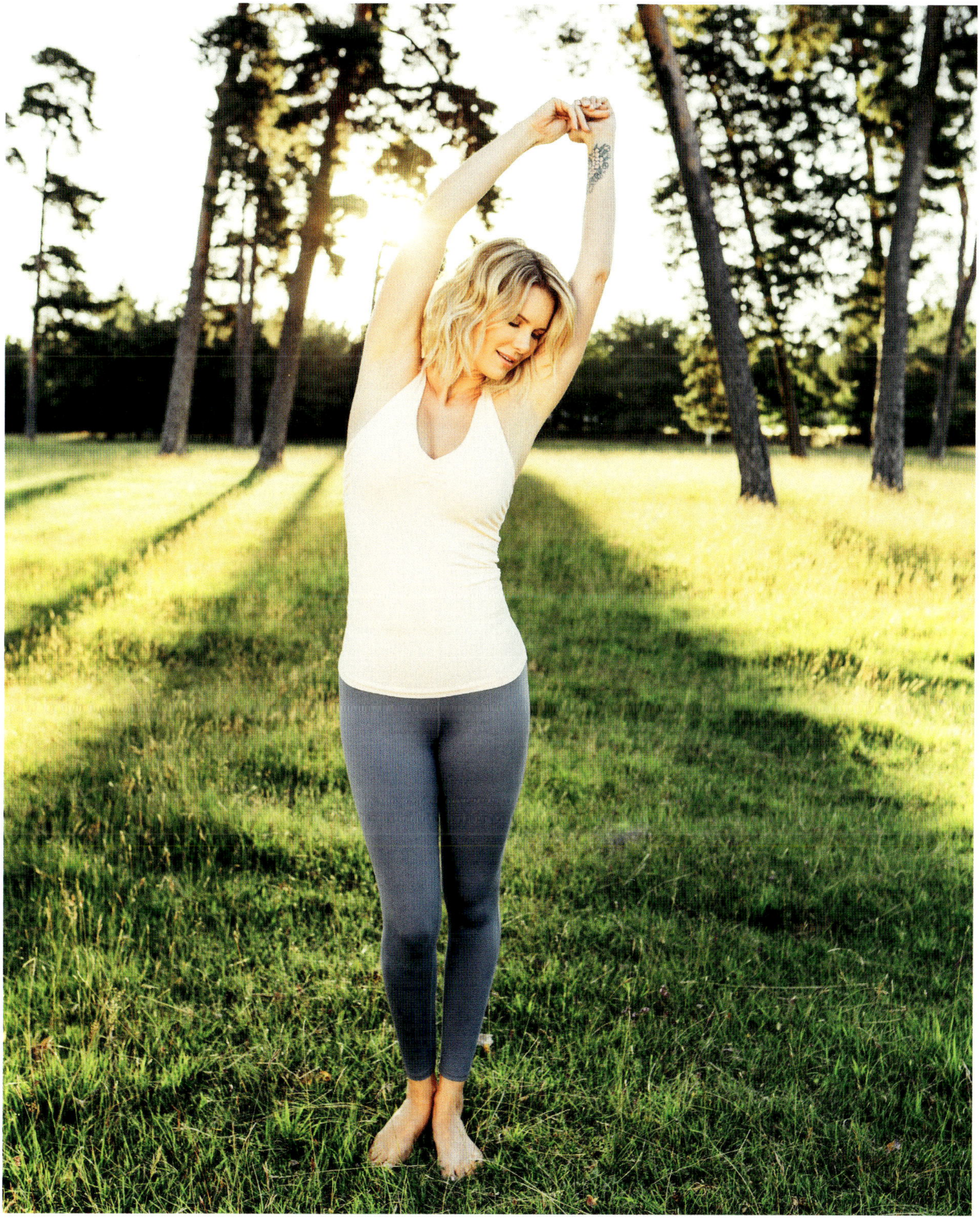

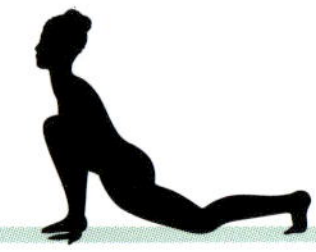

AUSFALLSCHRITT

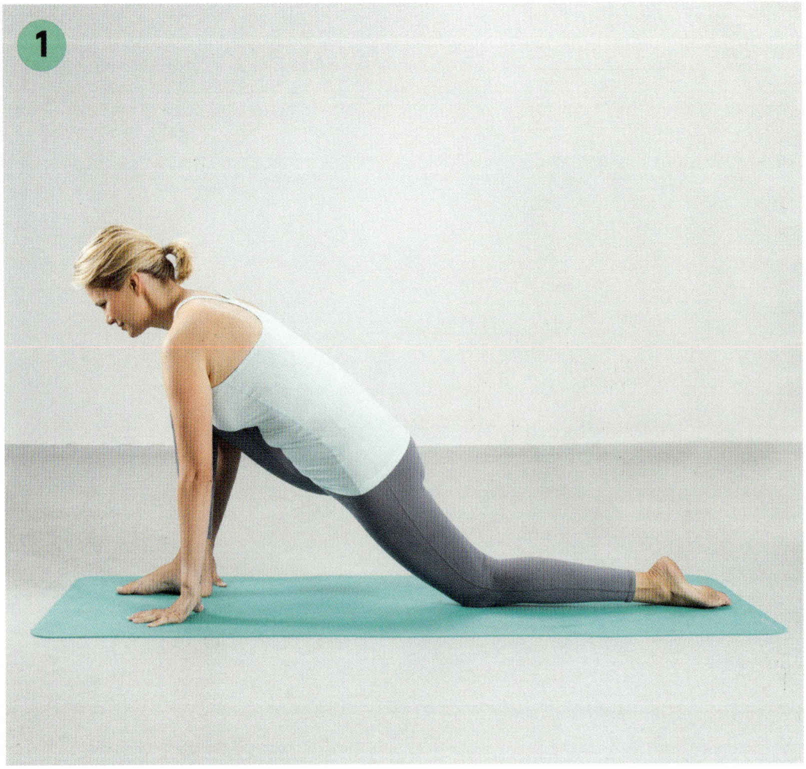

Diese Dehnübung mache ich gerne zum Abschluss meines Pilatestrainings, weil es besonders wichtig ist, den Hüftbeuger zu dehnen.

Ausfallschritt rechts. Das rechte Bein ist vorne aufgestellt. Ober- und Unterschenkel bilden einen 90-Grad-Winkel. Das linke Bein nach hinten strecken. Unterschenkel liegt auf der Matte. Oberkörper auf dem rechten Bein ablegen. Hände links und rechts neben dem vorderen Fuß aufstellen. Blick geht zur Matte, Nacken ist entspannt. Lasse das Becken tief nach unten absinken, das dehnt den linken Hüftbeuger. Position für etwa 60 Sekunden halten. Dann Seitenwechsel. 1

MONIS TIPP

Du wirst zunehmend eine Verbesserung der Dehnung spüren. Das Dehnen der Hüftbeuger verbessert außerdem gleichzeitig deine Haltung und dein Wohlbefinden.

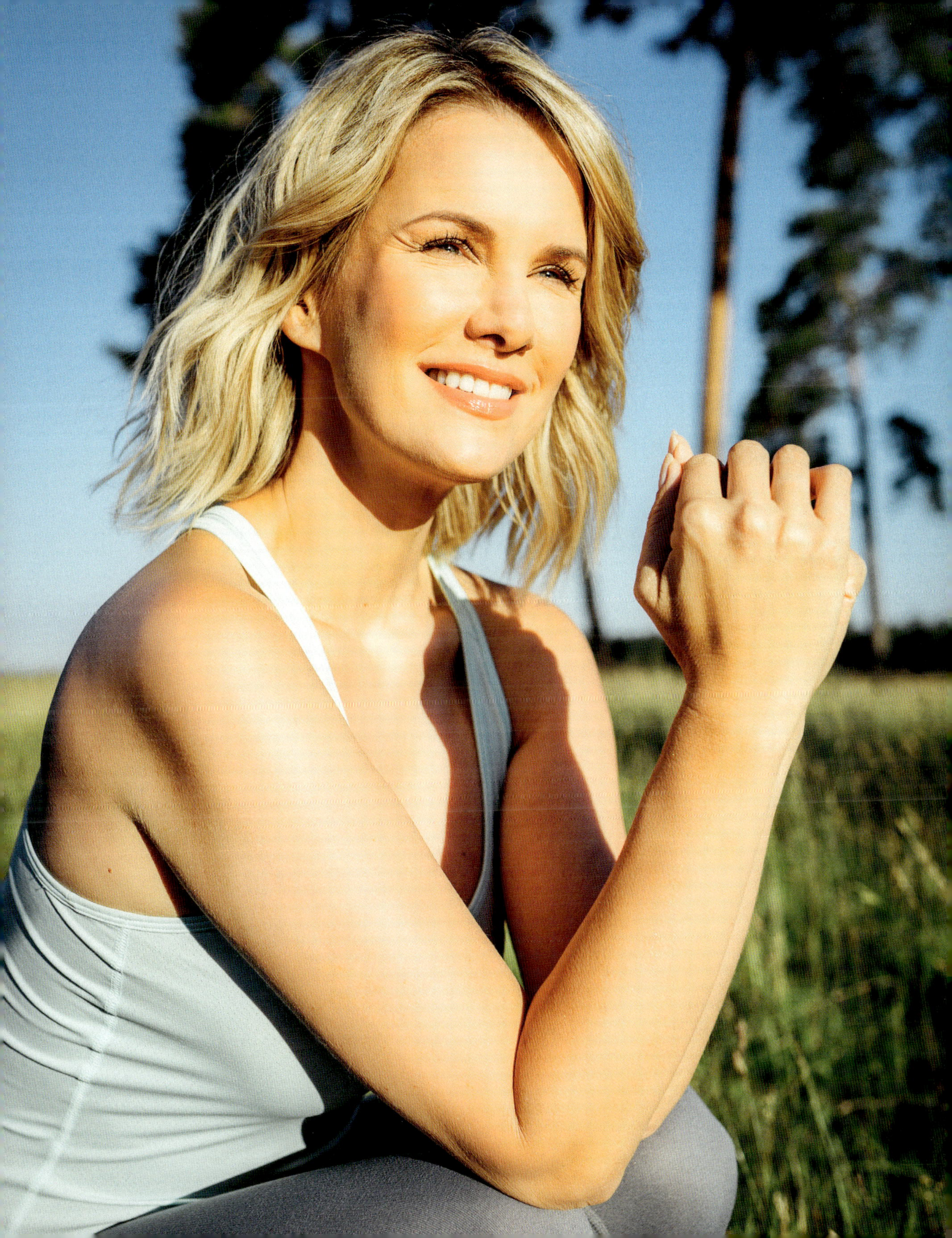

STRETCHING & COOL-DOWN

RECKEN, STRECKEN, FALLEN LASSEN

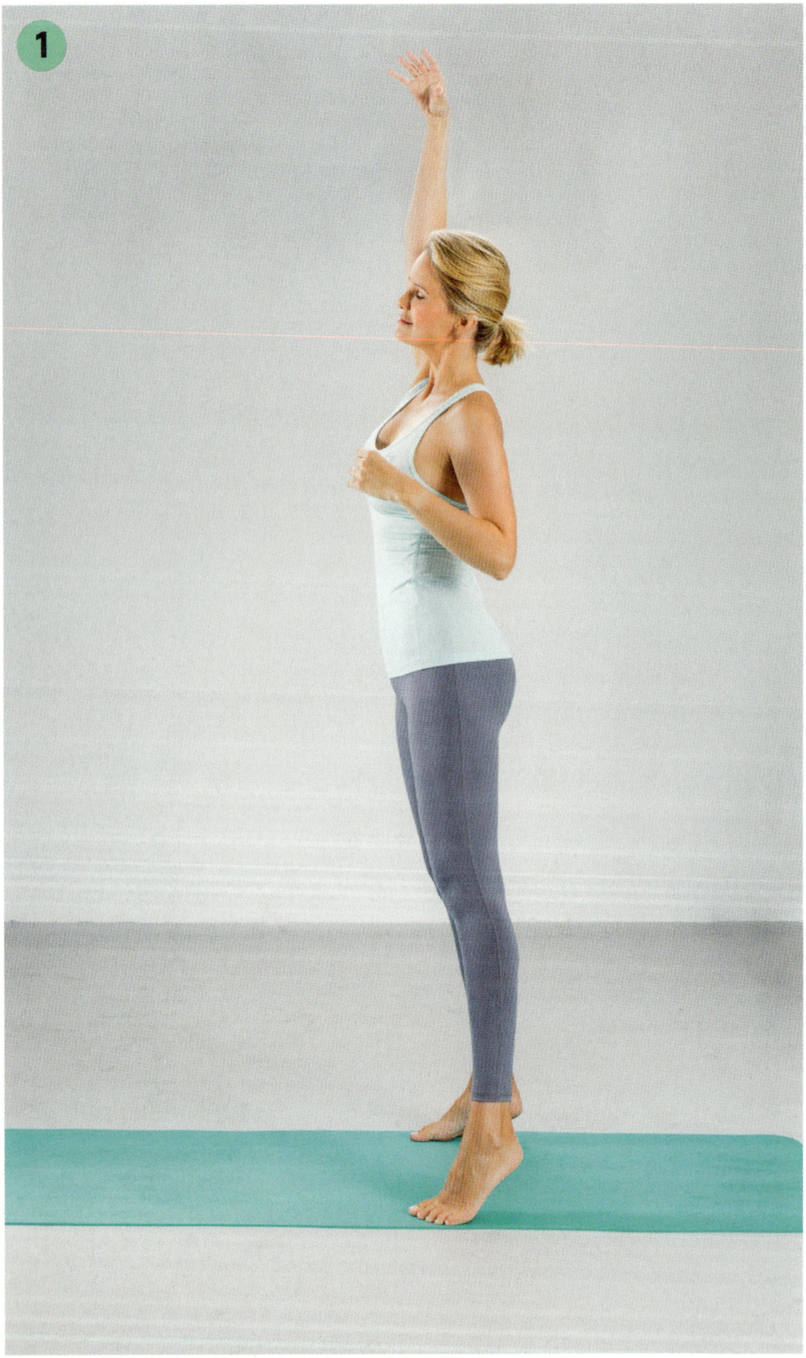

Den ganzen Körper noch einmal zu recken und zu strecken tut nach einer intensiven Pilateseinheit einfach gut. Dabei kann ich noch mal tief ein- und durchatmen und von der Pilatesatmung wieder zurück zur Bauchatmung kehren, die für den Alltag viel besser ist.

Stelle dich hüftbreit aufrecht auf deine Matte. Hebe die Arme und strecke beide Arme nach oben über den Kopf. Nun streckst du abwechselnd den linken und rechten Arm weit nach oben und machst dich richtig lang. Gleichzeitig kannst du auf der gleichen Seite auf die Zehenspitzen kommen und den Arm leicht über den Kopf ziehen, um deine gestreckte Seite noch weiter zu dehnen. 1

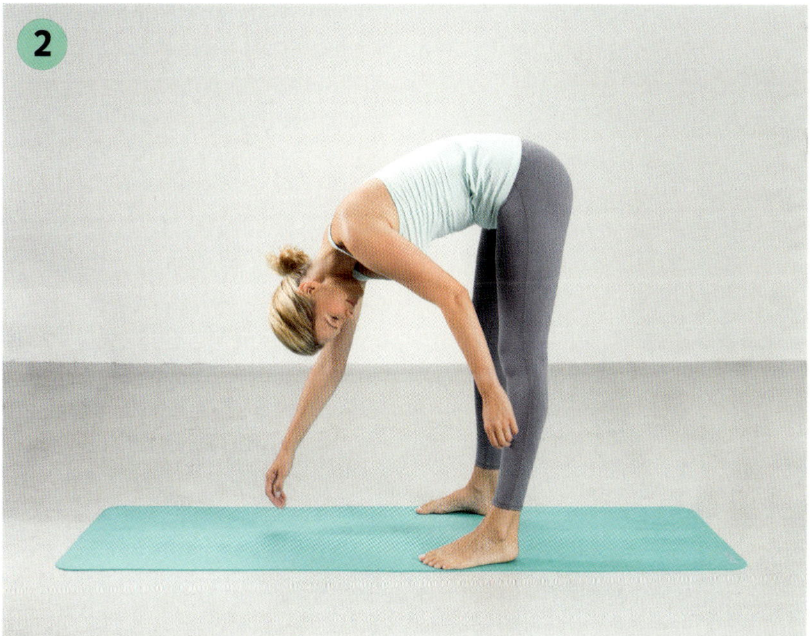

Ziehe dann die Wirbelsäule so weit nach oben wie du kannst, strecke beide Arme nach oben, ausatmend die Arme fallen lassen und gut ausschütteln. 2

Jetzt die Arme noch mal nach oben strecken, dann den ganzen Oberkörper nach vorne fallen lassen und ausschütteln. Lass Schultern, Kopf und Arme entspannt nach unten hängen. Atme noch mal tief durch. 3

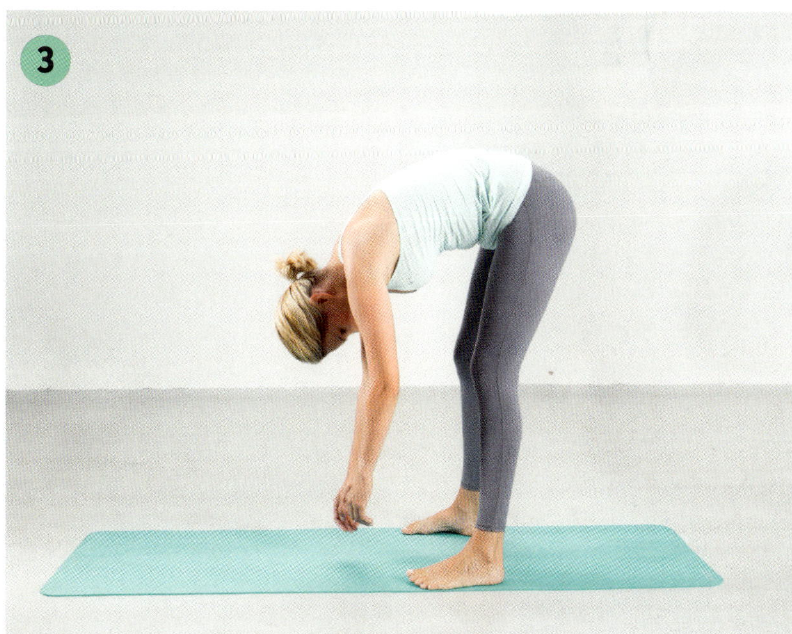

MONIS **TIPP**

Versuche beim Fallenlassen, einfach alles locker fallen zu lassen. Nicht nur die Arme und den Oberkörper, sondern auch deine Gedanken und Emotionen. Lass einfach los!

ENDENTSPANNUNG

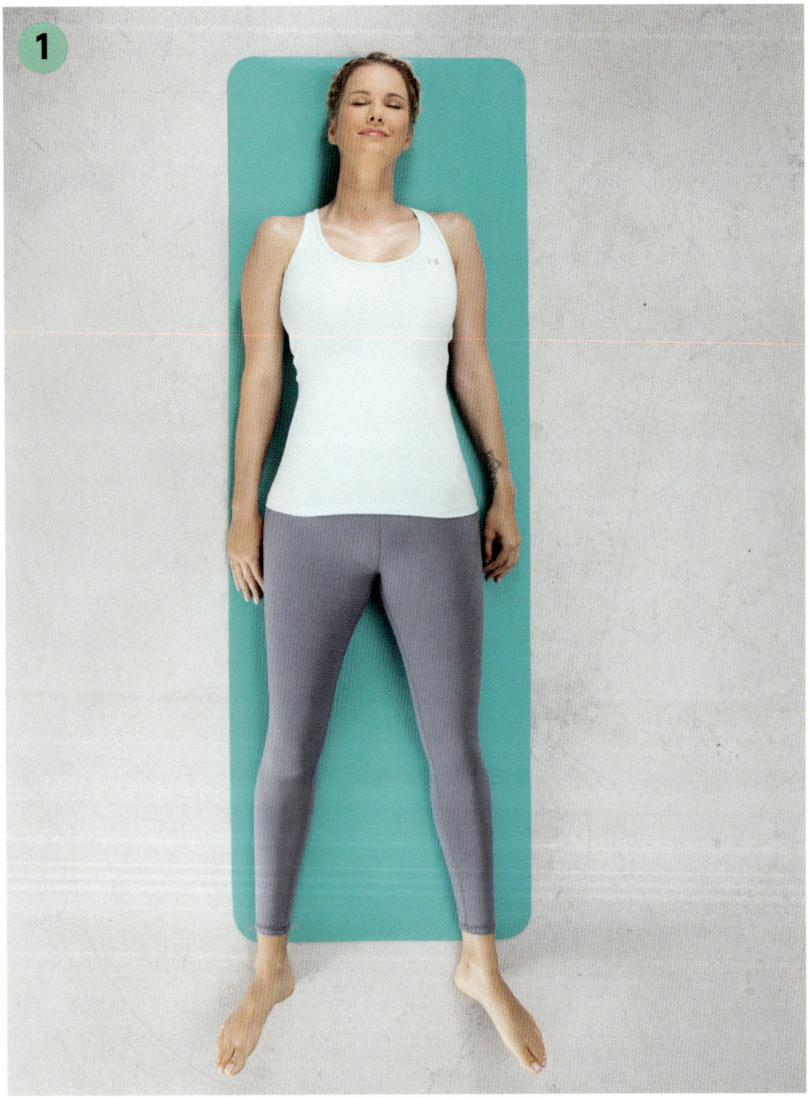

Komme dann in die Rückenlage, um noch ein paar Momente der Entspannung zu genießen. Arme und Beine liegen entspannt auf der Matte. Schließe die Augen und sinke tief in deine Matte. Ich stelle mir gerne vor, ich liege am Strand und lasse mich tief in den Sand sinken.

Denke bei dir: Ich fühle mich ruhig und entspannt. Die Gedanken kommen und gehen. Vor meinem inneren Auge ziehen Wolken vorbei, die die Gedanken einfach mitnehmen. Mein Atmen kommt und geht von allein. Ich muss nichts mehr dafür tun. Ich spüre die Ruhe und Schwere in meinem Körper und fühle mich ruhig und entspannt.

Genieße diese Entspannung für einige Minuten, dann setzt du ein Lächeln auf, öffnest behutsam die Augen und gehst mit neuem Schwung in deinen Alltag über.

MONI DANKT

Viele liebe Menschen haben mich dabei unterstützt, dieses Buch zu schreiben. Ganz besonders danken möchte ich:

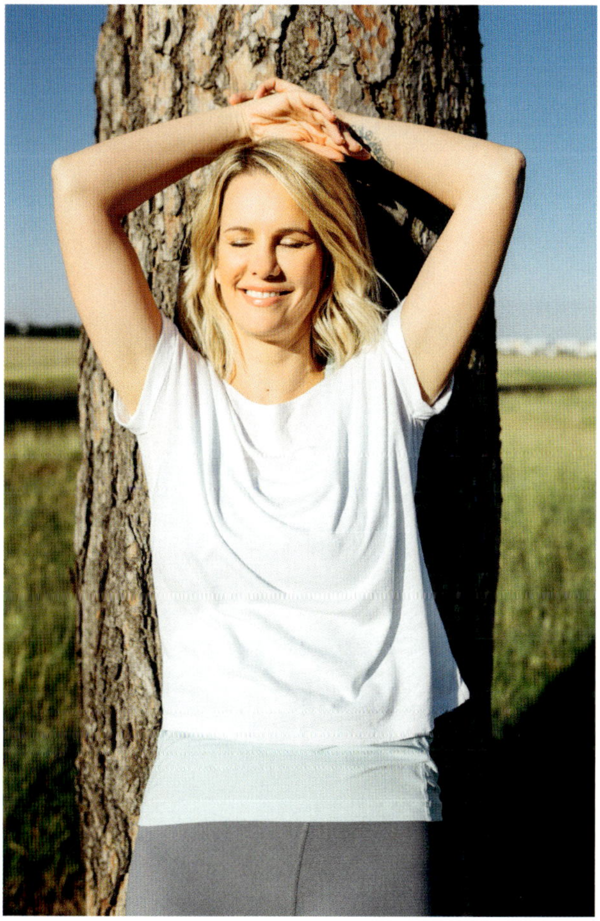

Sandra Dobuschinsky von der Pilates Academy München, die mich sehr viel gefordert hat, mir viele anstrengende Tage beschert hat, aber mich am Ende zu der Pilates-Lehrerin gemacht habt, die ich jetzt bin.

Meiner Tochter Rosa, die mir jetzt schon alles so gut nachmacht und an der ich teste, ob die Übungen leicht verständlich sind.

Meinem Mann Christian, der während meiner Pilates-Ausbildung jede Übung mitmachen musste und jetzt den perfekten Pilates-Body hat.

Meinem Sohn Anton möchte ich für die vielen kleinen, spaßigen Unterbrechungen danken. Sobald ich daheim auf der Matte zum Üben liege, sitzt er auf meinem Rücken und ruft „Reiten, Mama!"

Meinen Schwiegereltern Gabi & Günni, dass sie mir immer den Rücken frei halten.

Kati Langenkämper, die immer wie ein Fels in der Brandung neben mir steht.

Der Fotografin Susanne Schramke für ihre ruhige, coole Art, und dafür, dass sie es geschafft hat, mich morgens um 3 aus dem Bett zu holen und mich so natürlich zu fotografieren, dass ich mich wie ich selbst fühle.

Melanie Sharmin – danke für den Glow und die gute Laune am Set.

Maria Eberwein, meine Pilates-Freundin, für das perfekte Anweisen beim Fotoshooting.

Dem Verlag EMF und vor allem der lieben Saskia Wedhorn und Diana Jedrzejewski dafür, dass sie an mich glauben, und der lieben Sarah Holzwarth, mit der ich nicht nur gut schreiben, sondern auch super ratschen und Kaffee trinken kann.

IMPRESSUM

Cover: Michaela Zander
Layout: Verena Raith
Satz: Bernadett Linseisen
Redaktion: Sarah Holzwarth, München
Lektorat: Saskia Wedhorn
Fotos: Susanne Schramke, München
Fotoassistenz: Sébastien Urbain, München
Hair & Make-up: Melanie Sharmin Filbert (Fame, München)
Grafiken: s_maria, Robert Davies, Bojanovic, Elizabeta Lexa, Christos Georghiou, lupulluss, Reinke Fox, Makkuro GL, Art_Eva, Babkina Svetlana, Baleika Tamara/Shutterstock.com

ISBN 978-3-96093-397-7

Gedruckt bei Mohn media Mohndruck GmbH, Carl-Bertelsmann-Str. 161 M, 33311 Gütersloh

www.emf-verlag.de